Der retinale Blutdruck
im gesunden und kranken Organismus

Von

Dr. E. B. Streiff und **Dr. Marcel Monnier**

Professor der Augenheilkunde an der Universität Lausanne

Tit. Professor am Physiologischen Institut der Universität Zürich

Mit einem Vorwort von Prof. Dr. **A. Franceschetti**

Direktor der Universitäts-Augenklinik Genf

Mit 14 Textabbildungen

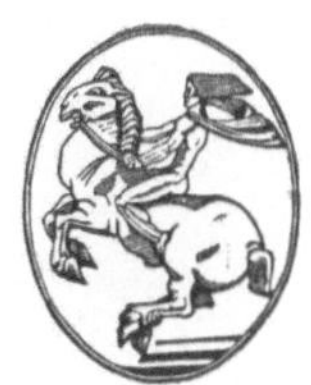

Springer-Verlag Wien GmbH

ISBN 978-3-7091-3529-7 ISBN 978-3-7091-3528-0 (eBook)
DOI 10.1007/978-3-7091-3528-0

Ursprünglich erschienen bei Springer-Verlag OHG. in Vienna. 1946

Vorwort.

Die seit über 10 Jahren an meiner Klinik durchgeführte systematische Untersuchung des Netzhautgefäßdruckes mit dem Bailliartschen Ophthalmodynamometer hat mich immer mehr zur Überzeugung gebracht, daß diese Methode für den Kliniker und Praktiker fast ebenso unerläßlich ist wie die Augenspiegeluntersuchung als solche.

Denjenigen, welche diese neue Untersuchungstechnik mit dem Vorwande ablehnen, daß die Fehlergrenzen zu groß seien, möchte ich nur entgegenhalten, daß der Messung des allgemeinen Blutdruckes eher größere Fehler anhaften und daß es trotzdem kaum jemandem einfallen würde, deren Bedeutung für die Klinik zu bestreiten.

Der Hauptwert des vorliegenden Buches liegt einerseits darin, daß mein ehemaliger Oberarzt, Herr Prof. E. B. STREIFF, sich im speziellen Teil überwiegend auf eigene, an der Universitäts-Augenklinik Genf gemachte klinische Beobachtungen stützen konnte und daß andererseits die zwischen ihm und Prof. M. MONNIER in Genf möglich gewordene Zusammenarbeit auf experimentellem Gebiete es erlaubte, den allgemeinen Teil in physiologischer Hinsicht auf einer wesentlich breiteren Basis aufbauen zu können.

Ein besonderes Verdienst dieser Monographie sehe ich darin, daß sie auf die bis jetzt zu wenig beachtete Tatsache weitgehend Rücksicht nimmt, daß der Netzhautgefäßdruck erst in seiner direkten Beziehung zum allgemeinen Blutdruck seine wahre Bedeutung in theoretischer und praktischer Hinsicht erhält.

Genf, im Oktober 1945.

Prof. A. FRANCESCHETTI

Inhaltsverzeichnis.

Seite

Einleitung.

Die Verbesserung der Untersuchungsmethoden hat in der Wissenschaft oft den Anstoß zu neuen Fortschritten und Entdeckungen gegeben: man denke nur an das Helmholtzsche Ophthalmoskop und an die Gullstrandssche Spaltlampe, welchen die moderne Ophthalmologie ihren Aufschwung verdankt. Der Entwicklung der retinalen Sphygmomanometrie bzw. der sogenannten Ophthalmodynamometrie in den letzten 20 Jahren kommt ebenso eine große Bedeutung zu. Die Erfahrungen, die damit in verschiedenen Ländern, seit der 1923 erschienenen grundlegenden Monographie von Bailliart, gesammelt wurden, sind so zahlreich, daß das Bedürfnis nach einer übersichtlichen Darstellung der Hauptergebnisse entstanden ist. Der Versuch, die Kenntnisse über die Regulation des retinalen Blutdruckes sowie deren Störungen zu erweitern und zu vertiefen, hat vielseitiges Interesse. Der Ophthalmologe gewinnt dadurch oft eine Erklärung über die Entstehung gewisser Augenerkrankungen. Der Physiologe erhält auf unblutigem Weg Einblick in die Druckverhältnisse im Kopf, namentlich im Bereich der Kollateralen der A. carotis interna. Deswegen haben wir uns für die Anwendung dieser Technik am Versuchstier und am Menschen interessiert und in enger Zusammenarbeit versucht, den Charakter der gleichzeitigen Blutdruckschwankungen im Kopf und im Körper von einer neuen Seite zu erfassen. Für den Kliniker — Internisten und Neurologen vor allem — kann die Ophthalmodynamometrie auch jene Fragen fördern, die sich mit den Beziehungen zwischen dem Blutdruck im Kopf und dem allgemeinen Blutdruck befassen. Erwähnt sei in dieser Hinsicht die diagnostische Bedeutung des Netzhautarteriendruckes für den Nachweis bestimmter Erkrankungen im Bereich der Arteriolen. Abnorme Druckverhältnisse in der Körperperipherie (Auge, Gehirn, Niere) können am Auge, dank der durchsichtigen Medien, früher als an anderen Organen erfaßt werden.

Der Versuch, die Hauptergebnisse der retinalen Sphygmomanometrie einigermaßen einheitlich darzustellen, stößt auf erhebliche Schwierigkeiten, weil das bis heute veröffentlichte Erfahrungsmaterial äußerst heterogen ist. Es wurde z. B. mit den verschiedenartigsten Meßinstrumenten erworben, bald in Gramm, bald in mm Hg ausgedrückt. Deshalb zeigen die Angaben über die normalen Grenzwerte des systolischen und diastolischen Blutdruckes in den Netzhautarterien eine überaus große Streuung, so daß viele als Druckerhöhung bzw. als Druckherabsetzung bezeichneten Werte mit größter Vorsicht betrachtet werden müssen. Auch die Angaben über die Bedingungen, unter welchen der retinale Blutdruck gemessen wurde (allgemeiner Blutdruck, Augeninnendruck, Funktionszustand und Alter der Versuchspersonen), sind in der Originalliteratur oft ungenügend, so daß in physio-pathologischer Hinsicht nicht immer Schlüsse daraus gezogen werden können.

Unter diesen Umständen besteht unsere Hauptaufgabe in einer möglichst klaren Einteilung und Anwendung des zur Verfügung stehenden Erfahrungsmaterials. Wir haben die gesamte uns zugängliche Literatur berücksichtigt und deren Angaben möglichst treu wiedergegeben, aber den Ergebnissen unserer eigenen Beobachtungen besondere Bedeutung beigemessen. Es handelt sich um Daten, die an der Universitätsaugenklinik von Genf (Prof. FRANCESCHETTI) gewonnen wurden. Der retinale Blutdruck wurde mit dem Bailliartschen Ophthalmodynamometer gemessen und in Gramm ausgedrückt, da uns die Umrechnung (in mm Hg) zur Zeit immer noch unzuverlässig erscheint. Ferner wurde bei der Einteilung des gesamten Erfahrungsmaterials großer Wert auf eine Gliederung nach möglichst streng funktionellen Gesichtspunkten gelegt, wie sie von W. R. HESS in der modernen Physiologie eingeführt wurden. Wir haben deshalb im allgemeinen Teil unserer Darstellung der Physiologie eine besondere Bedeutung beigemessen und es für richtig gehalten, in jedem Abschnitt eine kurze Einteilung über die physiologischen Grundlagen voranzustellen. In diesem allgemeinen Teil wurden ferner die Erfahrungen, die wir auf Grund eigener experimenteller Untersuchungen am Tier gewonnen haben, ausführlich behandelt.

Der spezielle Teil der Monographie befaßt sich mit dem Netzhautarteriendruck unter pathologischen Bedingungen. Damit die Ergebnisse zur Geltung kommen, war auch hier eine möglichst systematische Einteilung der krankhaften Funktionszustände angezeigt. Wir haben unserer eigenen Dokumentation den Vorzug gegeben; diese konnte auch aus dem reichhaltigen Erfahrungsmaterial der Universitätsaugenklinik Genf gewonnen werden.

Unsere Abhandlung gibt eine Einsicht in die heutigen Kenntnisse des retinalen Blutdruckes und seiner Beziehungen zum gesamten Blutdruck unter den verschiedensten physiologischen und pathologischen Bedingungen. Wenn sie als Grundlage für weitere Beobachtungen und Versuche von Nutzen ist, hat sie ihr Ziel erreicht.

Allgemeiner Teil.

I. Der Blutdruck in den Netzhautarterien.

A. Anatomisch-physiologische Grundlinien.

Die Ophthalmoskopie gibt uns Einblick in die Blutverteilung im Bereich der Netzhautgefäße, namentlich was ihren Querschnitt und Füllungsgrad betrifft. Die Bailliartsche Ophthalmodynamometrie er-

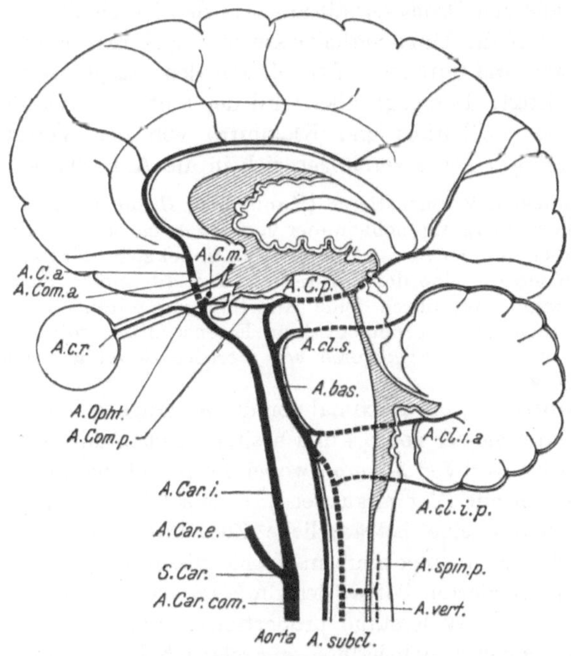

Abb. 1. Arterieller Blutkreislauf im Auge und Gehirn (Tafel von Monnier).
A. bas. = Art. basilaris; A. c. a. = Art. cerebri ant.; A. car. com. = Art. carotis communis; A. car. e. = Art. carotis externa; A. car. i. = Art. carotis interna; A. cl. i. a. = Art. cerebelli inf. ant.; A. cl. i. p. = Art. cerebelli inf. post.; A. cl. s. = Art. cerebelli sup.; A. c. m. = Art. cerebri media: A. c. p. = Art. cerebri post.; A. c. r. = Art. centralis retinae; A. com. a. = Art. communicans ant.; A. com. p. = Art. communicans post.; A. Opht. = Art. Ophthalmica: A. spin. p. = Art. spin. post.; A. subcl. = Art. subclavia; A. vert. = Art. vertebralis; S. Car. = Sinus caroticus.

laubt außerdem die Bestimmung des Blutdruckes in den Netzhautgefäßen und hieraus indirekt Rückschlüsse auf die Druckverhältnisse im proximalen Anteil oder in parallelen Kreislaufgebieten des selben Arteriensystems.

Die Kenntnis der anatomischen und physiologischen Grundlagen der arteriellen Netzhautdurchblutung ist unerläßlich zum Verständnis der hämodynamischen Vorgänge im Augenhintergrund und Gehirn. Zur Erläuterung dieser Grundlagen haben wir die arterielle Blutversorgung des Schädelinhaltes auf einem Sagittalschnitt skizziert (Abb. 1).

Das Schema zeigt, wie die A. centralis retinae (A. c. r.) beim Menschen aus der A. ophthalmica entspringt. Letztere sowie die A. cerebri anterior (A. c. a.), die A. cerebri media (A. c. m.), die A. chorioidea und die A. communicans post. (A. c. p.) entstammen der A. carotis int. (A. car. i.). Die Netzhaut wird demnach wie der vordere, mittlere und basale Anteil einer jeden Hirnhemisphäre von der A. carotis int. versorgt. Die Annahme, daß aus den Druckverhältnissen in den Netzhautarterien gewisse Rückschlüsse auf die Druckverhältnisse in der A. carotis int. und sogar in den vorderen und mittleren Hirngefäßarealen gezogen werden können, ist also berechtigt. Demgegenüber wird der hintere Anteil des Schädelinhaltes (Lobus occipitalis und Kleinhirn) von den Vertebralarterien (A. vert.) versorgt. Diese vereinigen sich in die A. basilaris (A. bas.).

Bei den üblichen Versuchstieren (Kaninchen, Hund) erhält allerdings das Auge seine Blutversorgung nicht immer von der A. carotis int. allein, sondern gelegentlich auch von der A. carotis ext. Man findet sogar oft zwei A. ophthalmicae, von denen die eine der Carotis int. und die andere der Carotis ext. entstammt. Beide sind durch feine Anastomosen miteinander verbunden. Diese tierspezifischen, morphologischen Eigenschaften müssen bei Übertragung experimenteller Ergebnisse von Versuchstieren auf den Menschen berücksichtigt werden.

Die A. carotis int., die proximal von der Abgangsstelle der A. ophthalmica einen Durchmesser von 5,4 mm besitzt, zeigt unmittelbar distal von derselben ein Kaliber von 3,8 mm, wobei die A. ophthalmica selbst einen Durchmesser von nur 1,5 mm aufweist. Eine solche Verengerung des Gefäßrohres bedeutet eine beträchtliche Zunahme des Strömungswiderstandes, da dieser in umgekehrtem Verhältnis zum Quadrat des Querschnittes oder zur vierten Potenz des Umfanges steht. Die Tatsache, daß der Druck mit dem Widerstand proportional zunimmt, erklärt, warum im Bereich der engen A. ophthalmica ein relativ hoher Blutdruck herrscht. In dieser Hinsicht haben die genauen Messungen von Duke-Elder (1926 b) beim Versuchstier ergeben, daß der Druck in der A. ophthalmica nur um 10 mm Hg niedriger ist als der Druck in der A. carotis und in der Aorta. Das Druckpotential fällt dagegen schon nach der ersten Verzweigung der A. ophthalmica um 25 mm Hg (etwa 25% des Gesamtdruckes) und weiter distal um 54 mm Hg bis auf die Höhe des Augeninnendruckes ab. Das Hauptdruckgefälle (30 mm Hg) liegt also im Bereich der kleinen Augengefäße zwischen den einführenden Arterien und ausführenden Venen.

Eine solche Verteilung des Druckgefälles im Auge entspricht durchaus den hämodynamischen Verhältnissen im übrigen Körper, wo der Blutdruck in den Arterien hoch bleibt und erst im Bereich der Arteriolen und Präcapillaren beträchtlich abnimmt.

Tabelle I.

	Diastolischer Druck mm Hg	Systolischer Druck mm Hg	Mitteldruck mm Hg
A. carotis retinae	70	118	104
A. ophthalmica retinae	78—80	115—119	99,5
A. centralis retinae	65	86	75,5
Augeninnendruck	—	—	20

B. Methoden der Druckmessung.

Die Methoden zur Messung des Blutdruckes im Arteriensystem beruhen immer auf denselben Grundlagen, ob es sich nun um proximale dicke Arterien oder um distale Arteriolen von der Größe der A. centralis retinae handelt. Der Blutdruck kann beim Versuchstier auf blutigem Wege direkt oder durch Ausübung eines Gegendruckes auf die Arterie von außen her indirekt gemessen werden. Demnach unterscheiden wir ebenso zur Messung des Netzhautarteriendruckes direkte und indirekte Methoden.

1. Direkte Druckmessung.

Duke-Elder (1926 b, c; 1932) ist es tatsächlich geglückt, bei der narkotisierten Katze eine Mikropipette, verbunden mit einem Manometer, in die Netzhautarterie einzuführen. Dies ist wohl der einzige, mit Erfolg unternommene Versuch, um den Netzhautarteriendruck direkt zu bestimmen. Der diastolische Druck betrug dabei 59 bis 69 mm Hg bzw. 64 bis 65 mm Hg im Durchschnitt und der systolische Druck 83 bis 94 mm Hg bzw. 86 bis 88 mm Hg im Durchschnitt (Abb. 2).

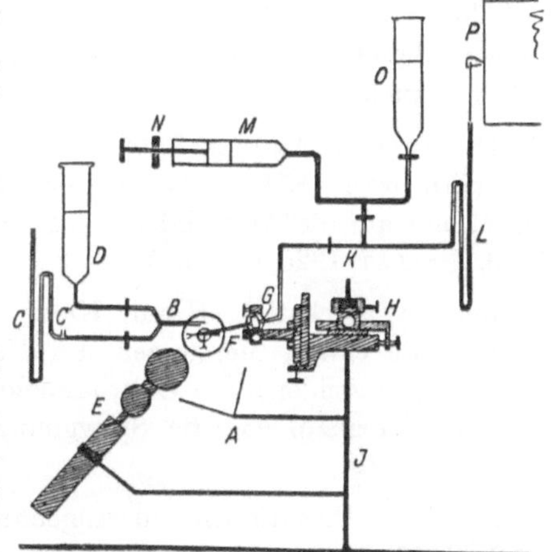

Abb. 2. Technik der direkten Messung des Netzhautarteriendruckes beim Versuchstier (Duke-Elder). (Erklärung siehe Text.)

Der Kopf des Versuchstieres wird fest fixiert (A) und eine Kanüle (B) in die Vorderkammer eingeführt. Diese Kanüle wird mit dem Manometer C und dem Reservoir D verbunden, wodurch ein konstanter intraokularer Druck erhalten wird. Die Mikropipette F wird unter ophthalmoskopischer Kontrolle in die Arterie eingeführt. Die Pipette ist in einem Ring montiert, der durch die Mikrometerschraube (H) verschoben werden kann. Sie ist mit dem Manometer L und der Spritze M verbunden, deren Kolbenstellung auch feinangepaßt werden kann. Dieses System wird mit gefärbter physiologischer Kochsalzlösung aus dem Reservoir *O* gefüllt und sein Druck mittels der Spritze gesteigert. Die Druckschwankungen werden auf dem Kymograph *P* registriert. Die Druckhöhe, bei welcher die farbige Lösung in die Arterie einfließt und eine vorübergehende periodische Bremsung der Oscillationen in Erscheinung kommt, jedesmal wenn eine kleine Menge Blut in die Pipette eintritt, gibt den systolischen Druck an. Eine Senkung des Blutdruckes unter diese ursprüngliche Höhe erzeugt Oscillationen der Flüssigkeitssäule im Glasrohr. Die Strömung hört auf, bis die Drucksenkung einen Tiefstand erreicht, bei welchem eine beinahe kontinuierliche Strömung in der Pipette erfolgt mit periodischer Bremsung bei jeder Diastole, wobei Spuren der farbigen Lösung in das Gefäß eintreten.

2. Indirekte Druckmessung (Sphygmomanometrie).

Beim indirekten Druck auf die Netzhautarterien erscheinen ophthalmoskopisch sichtbare Pulsationen der Netzhautarterien. Diesem Außendruck entspricht der minimale oder diastolische Netzhautarteriendruck. Erhöht man den Außendruck, so kommt es zum Erlöschen der Pulsationen: dieser entspricht dem maximalen oder systolischen Netzhautarteriendruck.

Die früheren Autoren übten einen äußeren Druck auf die Augenhülle aus (Donders 1854, Baiardi 1906, Rubino 1906, Henderson 1914: Druck nur auf die Augenlider; Bailliart 1917, Magitot und Bailliart 1919, Leplat 1920 u. a. m.).

Beim Versuchstier (Hund, Katze, Kaninchen) wie beim Menschen wurden die ersten Messungen des Netzhautarteriendruckes nicht von Physiologen, sondern von Ophthalmologen ausgeführt. Sie beruhten auf demselben Prinzip wie die Sphygmomanometrie der Arteria humeralis bzw. femoralis.

Arterielle Pulsationen am Augenhintergrund sind bereits von Donders (1855) beobachtet worden. Er sah, daß eine leichte Kompression des Bulbus bei einem Patienten mit Aorteninsuffizienz eine Pulsation der Netzhautarterien hervorrief. Dies war der erste Versuch der indirekten Sphygmomanometrie der Netzhautarterien.

Baiardi (1906) und gleichzeitig auch Rubino (1906) übten mittels komplizierter Apparate einen äußeren Druck auf die Augenhüllen aus und beobachteten mit dem Augenspiegel das Auftreten von Pulsationen an den Netzhautarterien. Der die Pulsationen auslösende Druck wurde als minimaler oder diastolischer Netzhautarteriendruck betrachtet. Erhöhten die Autoren den äußeren Druck, so erloschen die Pulsationen; hieraus ergab sich der maximale oder systolische Netzhautarteriendruck. Baiardi stellte durch diese Methode bei gesunden Menschen einen diastolischen Netzhautarteriendruck von 82 bis 84 mm Hg und einen systolischen Netzhautarteriendruck von 83 bis 92 mm Hg fest.

HENDERSON (1914) erhielt durch Druck auf die Augenlider mittels eines nicht näher beschriebenen Apparats diastolische Druckwerte von 25 bis 30 mm Hg und systolische Druckwerte von 70 bis 80 mm Hg.

Andere Autoren erhöhten beim Versuchstier den inneren Augendruck durch Einspritzungen von physiologischer Kochsalzlösung oder durch Einblasungen von Luft in die Vorderkammer sowie in den Glaskörper. Gleichzeitig wurde der intraokulare Druck mittels einer mit einem Quecksilbermanometer verbundenen Kanüle gemessen und die Netzhautarterien ophthalmoskopisch beobachtet (SCHOELER 1879, VON SCHULTEN 1884, WEISS 1911, LULLIES und GULKOWITSCH 1924). SCHOELER fand für den systolischen Netzhautarteriendruck 73 mm Hg, VON SCHULTEN 90 bis 120 mm Hg, WEISS 80 bis 100 mm Hg, LULLIES und GULKOWITSCH 91 bis 108 mm Hg.

Die Sphygmomanometrie der Netzhautarterien fand jedoch erst eine praktische Anwendung in der Klinik, nachdem BAILLIART (1917) ein einfaches Instrument, das Ophthalmodynamometer, ersonnen hatte. Diese neue Untersuchungsmethode, die anfangs lebhaft bekämpft wurde und auch heute noch unberechtigterweise von einzelnen abgelehnt wird, eröffnete neue Wege zur Untersuchung der Druckverhältnisse in den Netzhaut- und Kopfgefäßen.

MONNIER und STREIFF (1940) haben sogar neuerdings gezeigt, daß der Sphygmomanometrie der Netzhautarterien neben den anderen Methoden zur Untersuchung der cerebralen Hämodynamik (Plethysmographie, Beobachtung der Kaliberschwankungen durch eine Schädelöffnung, Messung des Blutstromes, z. B. durch Thermostromuhr) eine wichtige Rolle zukommt.

a) Die klassische Methode mit dem Ophthalmodynamometer von BAILLIART (1917).

Dieses Instrument besteht aus einem Metallstab, der, in einer Metallhülse verschieblich, auf eine Spiralfeder drückt. An einem Ende ist ein konvexer Knopf, der auf die Sklera aufgesetzt wird. Wenn man nun auf den Bulbus einen Druck ausübt, verschiebt sich der Stab in seiner Hülse, wobei das dem Knopf entgegengesetzte Ende des Stabes aus der Hülse heraustritt. Durch einen Hebel kann man ihn blockieren und den gefundenen Druckwert an einer Skala in Gramm ablesen (Abb. 3).

In einer Abänderung des ursprünglichen Bailliartschen Ophthalmodynamometers wird der Druck auf einen Zeiger übertragen, der auf einer graduierten Scheibe die Druckwerte angibt. Dieses abgeänderte Modell ist aber bereits kompliziert und die damit erzielten Werte sind nicht genauer als andere, weshalb wir darauf nicht näher eingehen wollen.

Was die praktische Anwendung des Bailliartschen Ophthalmodynamometers betrifft, so wird sie folgendermaßen ausgeführt (Abb. 4). Um den Netzhautarteriendruck am rechten Auge zu[1] messen, hält man das Instrument mit der linken Hand zwischen Daumen und Zeigefinger; das Knopfende des Apparats wird auf die Sklera, an der Ansatzstelle des Rectus externus, horizontal aufgestützt. Die rechte Hand hält den elektrischen

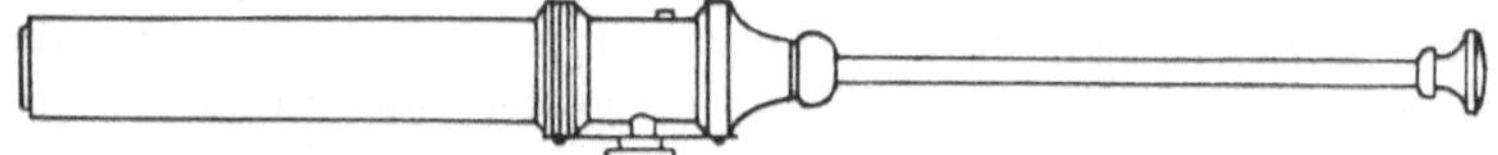

Abb. 3. Bailliartsches Ophthalmodynamometer.

Augenspiegel. Nun wird ein konstanter, regelmäßiger Druck auf das Auge ausgeführt, bis die ersten Pulsationen der Netzhautarterien auf der Papille sichtbar werden. In diesem Moment drückt der Mittelfinger auf den Hebel und blockiert den graduierten Stab, auf welchem der Druckwert abgelesen wird. Dieser Wert entspricht dem diastolischen Netzhautarteriendruck. Man setzt dann den Apparat wieder auf die Sklera und übt erneut einen gleichmäßigen Druck aus, bis die Arterienpulsationen erlöschen. In diesem Moment gibt der Patient oft an, nicht mehr zu sehen. Der graduierte Stab wird durch den Hebel wieder blockiert; der systolische Netzhautarteriendruck kann abgelesen werden. Eine Anästhesie der Bindehaut ist nur bei sehr empfindlichen Patienten notwendig.

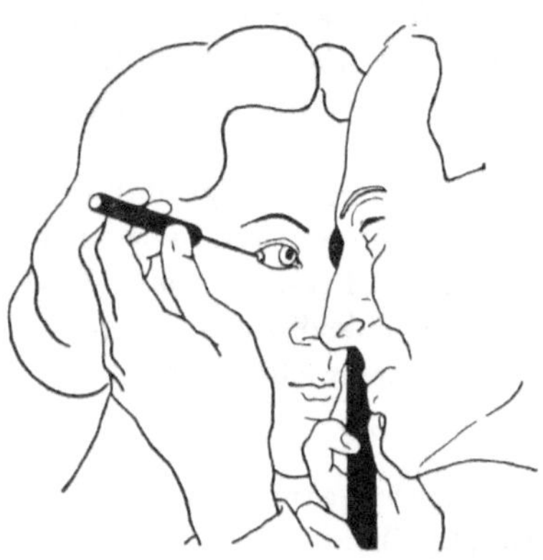

Abb. 4. Technik der indirekten Messung des Netzhautarteriendruckes nach BAILLIART.

Wichtig ist, daß der Druck regelmäßig und rasch ausgeführt wird, da sonst ein zu hoher Druck gefunden wird, bedingt durch eine venöse Stauung, wie auch SEIDEL (1936), SERR (1938), LINKSZ und RASKO (1939) hervorheben. RINTELEN (1937b) findet zwar, daß die Dauer der Druckausübung keinen Einfluß auf die gefundenen Druckwerte hat. BULSON (1938) gibt sogar an, daß der diastolische Netzhautarteriendruck und der Augendruck proportional mit der Dauer des ausgeübten Druckes sinken. THOMAS (1938) hat am Bailliartschen Apparat eine geschlitzte Schiene, auf die eine Papierskala aufgelegt wird, angebracht. Durch Fingerdruck auf ein Stahlstiftchen wird der Papierstreifen gelocht. Es soll dies erlauben, im Zuge

[1] Bei Messung am linken Auge wird das Instrument mit der rechten, der Augenspiegel mit der linken Hand gehalten.

einer einzigen Druckerhöhung verschiedene kritische Druckwerte zu registrieren.

Da der klassischen Methode von BAILLIART häufig Ungenauigkeit vorgeworfen wurde, haben STREIFF und BISCHLER (1943 b) den Fehler hinsichtlich der Methodik im einzelnen und der Untersucher durch eine doppelte Determination unter Berücksichtigung des Korrektionsfaktors nach FLEISCH (1926) bestimmt. Die Daten von 800 Bestimmungen des diastolischen und systolischen Netzhautarteriendruckes bei normalen Versuchspersonen wurden ausgewertet. Es zeigte sich, daß der mittlere Fehler der Methode bei Druckmessungen durch den gleichen Untersucher ± 1,41 g für den diastolischen Netzhautarteriendruck und ± 2,36 g für den systolischen Netzhautarteriendruck beträgt. Bei Druckmessungen durch zwei verschiedene Untersucher beträgt der mittlere Fehler ± 2,5 g für den diastolischen Netzhautarteriendruck und ± 4,49 g für den systolischen Netzhautarteriendruck.

Es ergibt sich also, daß für zwei geübte Untersucher der maximale Unterschied (3 Σ) für den diastolischen Netzhautarteriendruck 7,5 g, für den systolischen 13,5 g beträgt. Da, wie später ausgeführt wird (vgl. S. 70), erst Unterschiede von mindestens 10 g für den diastolischen Netzhautarteriendruck vom klinischen Standpunkt aus verwertet werden dürfen, halten sich die der Methodik anhaftenden Fehler durchaus in erlaubten Grenzen.

Umrechnung der in Gramm gefundenen Werte in mm Hg. Die in Gramm gefundenen Werte können in mm Hg umgerechnet werden, insofern man den Augendruck berücksichtigt, der, wie bekannt, mit dem Schiötzschen Tonometer in mm Hg gemessen wird.

Zu diesem Zweck haben MAGITOT und BAILLIART (1919) an mit Chloral narkotisierten Katzen verschiedene Augendruckwerte künstlich erzeugt, diese mit dem Schiötzschen Tonometer kontrolliert und die entsprechenden Druckwerte mit dem Ophthalmodynamometer festgestellt. Die so gefundene Tabelle erlaubt Grammwerte direkt in mm Hg umzurechnen (vgl. Abb. 5 mit Beispiel). Diese Druckwerte können für den Menschen nicht ohne weiteres angewendet werden, da sie am Versuchstier ausgearbeitet worden sind. Selbst für die an Versuchstieren gewonnenen Werte ist stets zu berücksichtigen, daß die Verhältnisse bei einem wachen oder narkotisierten Versuchstier verschieden sind, wie MONNIER und STREIFF (1940) gezeigt haben.

MÜLLER, BRÜNIG und SOHR (1938) haben am Leichenauge ähnliche Umrechnungen ausgeführt und in einer Tabelle (Abb. 6, S. 13) Vergleichswerte angegeben, die für den Menschen zutreffen dürften, jedoch auch keinen absoluten Wert haben, da physiologische Bedingungen bei diesen Untersuchungen auch nicht vorhanden waren. Dasselbe gilt für die von SOBANSKI angegebenen Tabellenwerte, die mit dem gleichnamigen Ophthalmodynamometer gefunden und in mm Hg umgerechnet wurden.

Ein noch zuverlässigeres Vorgehen würde darin bestehen, den Augendruck mit einem geeichten Schiötzschen Tonometer, dann den diastolischen Netzhautarteriendruck mit dem Bailliartschen Ophthalmodynamometer zu messen. Darauf wird der gleiche Stempeldruck mit dem Ophthalmodynamometer unter gleichzeitiger tonometrischer Kontrolle ausgeübt, worauf das Tonometer den in Gramm BAILLIART gefundenen Wert direkt in mm Hg ergibt.

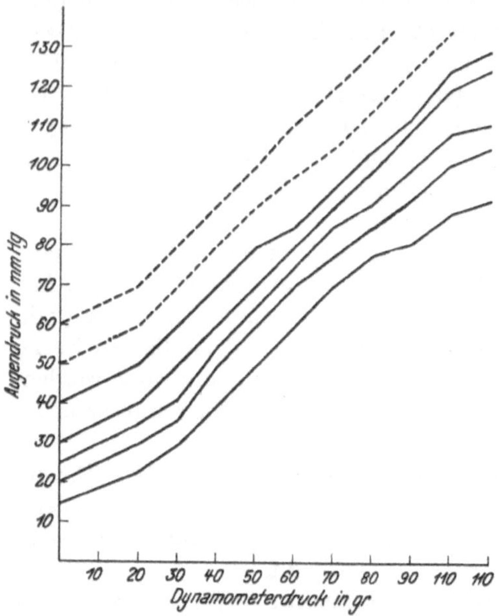

Abb. 5. Umrechnung der Grammwerte in mm Hg-Werte nach BAILLIART und MAGITOT (1919).

Beispiel: Der Augendruck beträgt 25 mm Hg, der Netzhautarteriendruck 40 g. Die Umrechnung ergibt einen Netzhautarteriendruck von 55 mm Hg.

Auch wenn dieses Verfahren eine absolut genaue Druckmessung nicht immer erlaubt, verliert es keineswegs seinen praktischen Wert. In dieser Hinsicht sei daran erinnert, daß auch die Messung des allgemeinen Blutdruckes weit davon entfernt ist, genaue absolute Werte zu geben. Doch würde es deshalb heute in der Klinik niemandem einfallen, den allgemeinen Blutdruck nicht zu messen.

Verschiedentlich wurde dem Bailliartschen Ophthalmodynamometer vorgeworfen, ungenaue Werte zu geben. In der Hoffnung, genauere Druckwerte zu erzielen, wurden zahlreiche Instrumente ersonnen, die zum Teil nur eine Modifikation des ursprünglichen Bailliartschen Instrumentes darstellen, ihm zum Teil vielleicht an Präzision überlegen sind, aber zu praktischen, klinischen Zwecken zu kompliziert erscheinen.

b) Neuere Methoden.

Der Apparat von BLIEDUNG (1924 a). Dieser Apparat besteht aus einer an den Orbitalrand luftdicht anschließenden zylindrischen Kapsel, die nach vorn durch eine schrägliegende Glasplatte abgeschlossen ist. Diese Kapsel ist mit einem Manometer verbunden und kann durch ein

Gebläse unter Druck gehalten werden. Wenn man den Druck in der Kapsel langsam erhöht und gleichzeitig den Augenhintergrund beobachtet, so sieht man, daß bei Überschreiten des diastolischen Druckes die Netzhautarterien deutlich pulsieren, dann zu kollabieren anfangen und bei Überschreiten des systolischen Druckes vollkommen kollabieren. BLIEDUNG findet, daß der Netzhautarteriendruck 78 bis 85% des Druckes der Arteria brachialis beträgt, also etwa für den diastolischen Netzhautarteriendruck 64 bis 75 mm Hg und für den systolischen Netzhautarteriendruck 96 bis 117 mm Hg.

Der Apparat von ABRAMOWICZ (1927). Dieser Apparat dient zur Blutdruckmessung an den episkleralen Gefäßen wie auch an den Netzhautgefäßen. An den Lidsperrer von OLAH wird ein Metallplättchen angeschraubt. Dieses gleicht einer Prothese, aus der die Mitte herausgeschnitten ist. Unter dem Metallplättchen liegt ein kleines ringförmiges Gummiröhrchen. Von diesem führt durch ein Loch im Metallplättchen ein Schlauch hinaus. Der Druck im Gummiröhrchen wird erhöht und gleichzeitig beobachtet man im aufrechten Bild den Augenhintergrund. Die gefundenen Normalwerte betragen für den diastolischen Druck 45 bis 55 mm Hg und für den systolischen Druck 70 bis 90 mm Hg.

Das Dynamometer von BAURMANN (1929). Eine kleine Gummikappe ist luftdicht auf eine Kapillare aufgebunden, die in einer geschlossenen kleinen Glaskugel endet. In der Capillare ist ein Quecksilbertropfen verschieblich, der bei Steigerung des Druckes in der Gummikappe vorrückt und die Luft in der Glaskugel komprimiert. Der Quecksilbertropfen stellt sich stets so ein, daß der Druck zu beiden Seiten gleich ist. Die bei jeder Messung erreichte Höchststellung des Quecksilbertropfens wird durch ein kleines Glasstäbchen festgehalten, das dieser vor sich herschiebt und beim Zurückgehen liegen läßt. Um den Quecksilbertropfen auch bei Änderung des Barometerstandes stets auf den Nullpunkt einstellen zu können, ist die Glaskugel, in die die Capillare mündet, durch einen Hahn abgeschlossen. Der Apparat wird wie das Bailliartsche Dynamometer gehandhabt, d. h. die Gummikappe wird auf den Bulbus gesetzt. Die mit diesem Instrument gemessenen Normalwerte betragen für den diastolischen Druck 53,7 mm Hg und für den systolischen Druck 80,1 mm Hg im Durchschnitt.

Das Ophthalmodynamometer von UYEMURA und SUGANUMA (1934, 1936). Dieses spritzenförmige Dynamometer besteht aus einem zylindrischen Glasrohr und einem darin luftdicht eingesetzten Zylinder aus Metall mit einem Stempel. Die Basis des Stempels hat einen runden Querschnitt mit planer Fläche. Die Höhe des Dynamometerdruckes wird an einem damit verbundenen Wassermanometer abgelesen. Das Prinzip der Messung ist dasselbe wie bei dem Bailliartschen Dynamometer. Der wesentliche Unterschied besteht in einem Stützapparat, der bei Fixierung des Kopfes mit Kinn- und Stirnstütze einen einwandfreien Druck und Einhaltung der Druckrichtung ermöglicht. Die mit dieser Methode gefundenen Normalwerte betragen 36,4 mm Hg für den diastolischen und 56,5 mm Hg für den systolischen Druck im Durchschnitt.

Das Ophthalmodynamometer von Kukan (1936 a). Eine Spritze von 50 ccm mit eingeschliffenem Kolben ist mit zwei gleichweiten, je 1 m langen Gummischläuchen verbunden. Das Ende des einen Schlauches trägt einen Saugnapf, der auf den Bulbus gesetzt wird; am Ende des anderen befindet sich ein Membranvakuummeter. Ein Assistent erzeugt mit Hilfe der Spritze einen negativen Druck im Apparat, so daß der atmosphärische Druck den Saugnapf mit meßbarer Stärke gegen das Auge preßt. Der Druck wird so lange gesteigert, bis der Beobachter beim Auftreten der Pulsationen das Zeichen zum Ablesen des Vakuummeters gibt. Eine Tabelle nach Messungen an Leichenaugen erlaubt die am Vakuummeter abgelesenen Werte in mm Hg umzurechenen. Die Normalwerte betragen für den diastolischen Druck 39 bis 46,5 mm Hg und für den systolischen Druck 65 bis 75 mm Hg.

Linksz (1942) modifizierte den Kukanschen Apparat, so daß die Spritze parallel dem Griff des elektrischen Augenspiegels angebracht wird und der Beobachter gleichzeitig ophthalmoskopieren und den Augendruck durch Ansaugen erhöhen kann. Die Hilfe eines Assistenten ist dann nicht notwendig.

Das Ophthalmodynamometer von Keil (1937). Der Apparat besteht aus einem Leichtmetallgehäuse, das durch zwei gegenüberliegende Fenster die Beobachtung der pendelnden aufgehängten Skala von beiden Seiten gestattet. Das Gehäuse besitzt einen röhrenförmigen Fortsatz, der in einem runden Handgriff auf Kugellagern leicht drehbar ist. Aus dem spitzen Ende des röhrenförmigen Ansatzes ragt ein Stift mit einer Druckplatte hervor. Auf dem Handgriff befindet sich ein Knopf, der es ermöglicht, den Stift frei zu bewegen. Das Pendelgewicht auf dem Zeigerarm wird in einen schmalen Schlitz zum Einstellen zweier verschiedener Skalen verschoben, wobei es in zwei „Raster" einschnappt und so die richtige Stellung gewährleistet. Zur Umrechnung der am Dynamometer gemessenen Werte in mm Hg werden die Kurven von Bailliart und Magitot benutzt. Als Normalwerte gibt Keil einen diastolischen Druck von 35 mm Hg und einen systolischen Druck von 70 mm Hg im Durchschnitt an.

Das Dynamometer von Spinelli (1934). Spinelli hat den Apparat von Bailliart mit graduierter Scheibe insofern geändert, daß er statt der Spiralfeder eine in doppeltem Bogen nach Art einer Armbrust gespannte Bandfeder verwendet. Es können entweder beide Bögen zugleich oder nur ein Bogen verwendet werden, je nachdem man hohe oder niedrige

Werte messen will. Während auf der Bailliartschen Scheibe jedem Millimeter Weg, den der Zeiger bei Kompression des Bulbus zurücklegt, einem Druck von 8 mm Hg entspricht, bezieht sich auf dem von SPINELLI konstruierten Apparat derselbe Weg auf einen Druck von nur 2 mm Hg, so daß weniger Fehler entstehen. Außerdem reagiert die flache Feder weniger auf Temperaturschwankungen. Der Apparat besitzt zwei Skalen, eine von 1 bis 60 g, die andere von 1 bis 150 g, je nachdem nur eine Feder oder beide zugleich betätigt werden.

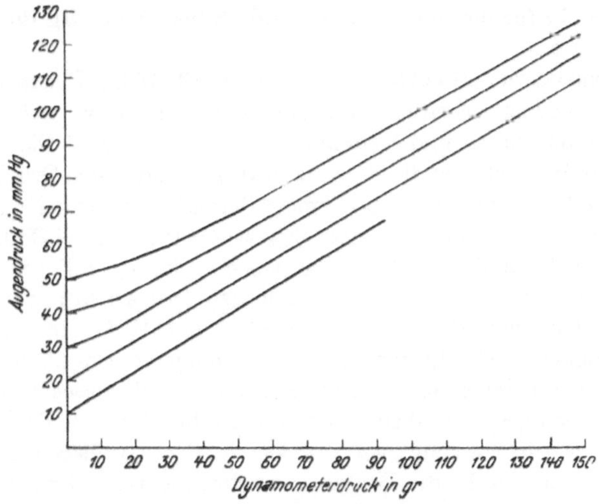

Abb. 6. Umrechnungstabelle von MÜLLER, BRÜNIG und SOHR.

Schließlich gibt es Apparate, die auch eine Modifikation des ursprünglichen Bailliartschen Ophthalmodynamometers darstellen, jedoch den Vorteil besitzen, daß dank einer empfindlicheren Federung niedrigere Druckwerte gemessen werden können. Zu diesen gehören die Ophthalmodynamometer von SOBANSKI; MÜLLER, BRÜNIG und SOHR und CATTANEO.

Das Ophthalmodynamometer von SOBANSKI (1936 a). Dieses Dynamometer gleicht demjenigen von BAILLIART, erlaubt aber die Bestimmung von niedrigem Druck bis zu einem Minimum von 15 g. Der auf die leicht konkave Endplatte ausgeübte Druck überträgt sich mittels eines Stempels auf eine Feder. Der Druck wird an Teilstrichen einer Skala abgelesen, die je nach Stellung des Zeigers den Grad der Dehnung der Feder angibt. Eine Arretierungsvorrichtung erlaubt es, den Stempel in jeder Zeigerstellung festzuhalten. Ferner ist noch ein Knopf angebracht, der mit der Basis der Feder verbunden ist und zur Bestimmung der höheren Druckwerte verschoben wird. Auch SOBANSKI bedient sich der Bailliart-

Magitotschen Kurven zur Umrechnung in mm Hg der an der Skala gewonnen Werte. Ferner kann man mit diesem Instrument dank einer speziellen Einrichtung an Stelle der konkaven Endplatte auch den Augendruck messen. Das Instrument wurde deshalb Ophthalmodynamotonometer genannt. Es hat aber den Nachteil, daß der Knopf, der auf die Sklera aufgesetzt wird, nicht konvex, sondern konkav ist, was ein Abgleiten des Apparats vom Auge verhindern soll. Es ist das eher ein Nachteil, da das Abgleiten des Apparats eben beweist, daß er nicht richtig aufgesetzt wurde. Die Normalwerte betragen nach SOBANSKI 40 bis 56 mm Hg für den diastolischen und 68 bis 90 mm Hg für den systolischen Druck.

Der Apparat von MÜLLER, BRÜNIG und SOHR (1938). Dieses mit gefedertem Stempeldruck arbeitende Dynamometer soll die Vorteile der Instrumente von BAILLIART und SOBANSKI in sich vereinigen. Die verstellbare Federspannung gestattet die Messung niedrigen und hohen Druckes. Außerdem wurde besonderer Wert auf eine reibungslose Führung des Stempels gelegt und diese wird durch Gleiten des Stempels über zwei Rollen gewährleistet. Der Kopf des Stempels besitzt eine konvexe Form, damit der Stempel beim Abweichen von der richtigen Druckrichtung vom Bulbus abgleitet. Die gefundenen Werte werden mit Hilfe von am Leichenauge gewonnenen Eichkurven in mm Hg umgerechnet (Abb. 6).

Das Dynamometer von CATTANEO (1939). Auch dieses Dynamometer gleicht demjenigen von BAILLIART mit graduierter Scheibe. Es diente ursprünglich zur Messung des Druckes in den Capillaren der Bulbusbindehaut und erlaubt die Bestimmung von niedrigen Druckwerten von 0 bis 50 mm Hg.

C. Ergebnisse der Druckmessungen.

Fassen wir nun die Ergebnisse obiger Beobachtungen tabellarisch zusammen (Tabelle II).

Aus unserer Übersichtstabelle geht hervor, daß die normalen Werte des Netzhautarteriendruckes beim Menschen eine relativ große Streuung aufweisen. Dies ist um so weniger erstaunlich, als es sich um Normalwerte handelt, die mit verschiedenen Instrumenten unter den verschiedensten Bedingungen ermittelt wurden. Die Angaben berücksichtigen sogar die Höhe des allgemeinen Blutdruckes und das Alter der Versuchspersonen nicht immer, eine Voraussetzung, deren Wichtigkeit wir in den nächsten Abschnitten erläutern werden. Trotz all dieser Streuungsfaktoren läßt sich jedoch aus dieser statistischen Zusammenstellung entnehmen, daß der diastolische Netzhautarteriendruck am häufigsten zwischen 30 und 55 mm Hg und der systolische Netzhautarteriendruck zwischen 65 und 80 mm Hg schwankt.

Tabelle II.

Nr.	Name des Untersuchers		Netzhautarteriendruck diastolisch mm Hg	diastolisch g	systolisch mm Hg	systolisch g	Instrument
1	MAGITOT u. BAILLIART	1919	30—35	—	70—70	—	Bailliart
2	DUVERGER u. BARRÉ	1920	50—60	—	70—90	—	Bailliart
3	VELTER	1920	35	—	65	—	Bailliart
4	GAUDISSART (a, b)	1921a	30	—	70—80	—	Bailliart
5	BAILLIART	1923	35	—	70	—	Bailliart
6	SEIDEL	1923	30—45	—	55—75	—	Seidel (episcl. Art.)
7	BLIEDUNG	1924	64—75	—	96—117	—	Bliedung
			49—78	—	80—123	—	Bliedung
8	VITA (a, b)	1925	—	30—35	—	70—75	Bailliart
9	LEBENSON	1925	30—35	—	65—75	—	Bailliart
10	LIDA-ADROGUE (a)	1926	40—50	—	60—100	—	Bailliart
11	RASVAN	1926	30—35	—	65—70	—	Bailliart
12	BAURMANN	1926	55	—	—	—	Seidel
13	BAURMANN	1926	53,5	—	80	—	Seidel (episcl. Art.)
		1927	40,5—60	—	70—95	—	Seidel
14	CLAUDE-LAMACHE-DUBAR	1927	—	30—35	—	60—70	Bailliart
15	ABRAMOWICZ	1927	45—55	—	70—90	—	Abramowicz
16	SCHIÖTZ	1927	50—56	—	70—80	—	Schiötz-Tonometer
17	BERENS-SMITH-CORNWALL	1928	32	—	67,5—68	—	Seidel u. Bailliart
18	SERR	1928	30—35	—	55—70	—	Bailliart
19	SALVATI	1928	32—50	—	60—70	—	Bailliart
20	SAMOILOW-KOROBOWA	1928	37	—	64	—	Seidel (episcl. Art.)
21	ESPILDORA	1931a	40	—	80	—	Bailliart
22	VENCO	1932	40—45	—	70—77	—	Bailliart
23	YANES	1936	35—45	—	75—90	—	Bailliart
24	SOBANSKI	1936	40—56	—	68—90	—	Sobanski
25	UYEMURA-SUGANUMA	1936	36,5	—	56,5	—	Uyemura-Suganuma
26	KUKAN	1936	39—46,5	—	65—75	—	Kukan
27	HORNIKER (a)	1937	30—40	—	—	—	Bailliart
28	KEIL	1937	35	—	70	—	Keil

D. Übersicht und Zusammenfassung.

Unsere Erfahrung hat gezeigt, daß von allen Apparaten, die zur Messung des Netzhautarteriendruckes angewendet werden, das Ophthalmodynamometer von Bailliart das beste ist. Seine Handhabung zu praktischen Zwecken ist leicht und zuverläßig.

Aus diesen Gründen haben wir alle unsere Untersuchungen mit dem Apparat von Bailliart ausgeführt, und es hat sich gezeigt, daß sich praktisch genügend genaue Resultate erzielen lassen. Die Fehler der Methodik, die wir nachweisen konnten, sind gering, so daß dieser Apparat für klinische und für physiologische Untersuchungen geeignet ist.

Die Umrechnung der Grammwerte in mm Hg-Werte bringt praktisch nicht die Vorteile, die man erwarten könnte (vgl. Abschnitt III: Der Netzhautarteriendruck und der intraokulare Druck).

II. Der Netzhautarteriendruck und der allgemeine arterielle Blutdruck.

A. Normales Verhältnis des Netzhautarteriendruckes zum allgemeinen Blutdruck.

Bailliart (1923) hat darauf hingewiesen, daß der Netzhautarteriendruck in mm Hg ausgedrückt der Hälfte der in mm Hg ausgedrückten Werte des allgemeinen Blutdruckes entspricht oder fast entspricht. Das Verhältnis des Netzhautarteriendruckes zum allgemeinen Druck würde nach Bailliart 45:100 für den diastolischen und 54:100 für den systolischen Druck betragen. Zu diesem Verhältnis kommen heute die meisten Autoren (Berens-Smith-Cornwall 1928, Lopez 1938 b).

E. B. Streiff (1937) konnte auf Grund statistischer Untersuchungen an 283 normalen Versuchspersonen feststellen, daß der in Gramm ausgedrückte diastolische Netzhautarteriendruck der Hälfte des in mm Hg ausgedrückten diastolischen allgemeinen Druckes entspricht. Es kann dies mit folgender Formel ausgedrückt werden:

$$\text{diast. Netzhautarteriendruck in g} = \frac{\text{diast. allg. Blutdruck in mm Hg}}{2} \pm 7\,\text{g}.$$

Dementsprechend kann der Netzhautarteriendruck, sofern er $\pm$ 10 g von dem nach der angegebenen Formel berechneten Werte abweicht, erhöht bzw. erniedrigt angesehen werden. Beträgt die Differenz $\pm$ 15 g, so kann sie als signifikativ angesehen werden; beträgt die Differenz $\pm$ 20 g oder mehr, so kann mit Sicherheit von einem pathologisch erhöhten bzw. erniedrigten Netzhautarteriendruck gesprochen werden (vgl. diesbezüglich auch S. 70). Auch die Untersuchungen von Schousboe (1938) führten zu denselben Ergebnissen.

Wie Streiff (1937) es aus seinen Untersuchungen zeigen konnte, bleibt normalerweise das Verhältnis des Netzhautarteriendruckes zum allgemeinen Druck das gleiche, auch wenn der allgemeine Blutdruck erniedrigt oder erhöht ist.

Daß der Netzhautarteriendruck in einem konstanten Verhältnis zum allgemeinen Blutdruck steht, geht auch aus den Untersuchungen von M. Monnier und E. B. Streiff (1940) bei dem Versuchstier hervor. Diese Autoren fanden beim wachen Kaninchen einen diastolischen Druck von 20 bis 35 g und einen systolischen Druck von 50 bis 70 g und bei der wachen Katze einen diastolischen Druck von 30 bis 50 g und einen systolischen Druck von 90 g. Sie bestätigten, daß der diastolische Netzhautarteriendruck, beim wachen Versuchstier wie beim Menschen, geringeren Schwankungen unterworfen ist als der systolische Netzhautarteriendruck, da bei schwächerem Stempeldruck keine affektive Aufregung auftritt. Dieser Unterschied kommt jedoch beim narkotisierten Tier kaum noch zum Ausdruck; dagegen steigt bei diesem mit dem allgemeinen Blutdruck auch der Netzhautarteriendruck. Monnier und Streiff fanden bei der narkotisierten Katze einen diastolischen Netzhautarteriendruck von 55 bis 70 g und einen systolischen Netzhautarteriendruck von 90 g, bei einem allgemeinen Blutdruck von etwa 140 mm Hg in der A. femoralis. In einer weiteren Versuchsserie wurde das Verhältnis des diastolischen Netzhautarteriendruck zum allgemeinen Blutdruck genauer erforscht (Monnier und Streiff 1942). Es zeigte sich, daß künstlich erzeugte Änderungen des allgemeinen Blutdruckes gleichsinnige Änderungen in den Netzhautarterien erzeugen. Die aus diesen Versuchen gewonnenen Daten erlauben uns praktisch das wichtige Verhältnis des diastolischen Netzhautarteriendruck es in Gramm bzw. mm Hg zum allgemeinen Blutdruck in mm Hg genau zu erfassen. Wir haben zu diesem Zweck die Werte des diastolischen Netzhautarteriendruckes in Gramm und des Mitteldruckes in der A. carotis communis

Tabelle III.

	Versuchstier Nr.				
	12	12	4	14	12
A. carotis communis (Mitteldruck, mm Hg)	160	150	150	—	—
A. femoralis (Mitteldruck, mm Hg)	—	—	—	150	145
A. centralis retinae (diastolischer Druck)					
a) in Gramm	80	75	80	75	65
b) in mm Hg	85	80	85	80	70
Verhältnis:					
a) diast. N.-A.-Druck in Gramm/allg. Blutdruck (%)	50	50	53	50	44
b) diast. N.-A.-Druck in mm Hg/allg. Blutdruck (%)	53	53	56	53	48

oder in der A. femoralis in mm Hg bei einigen unserer Tiere tabellarisch zusammengestellt (siehe Tabelle III).

Obige Tabelle III zeigt deutlich, daß beim narkotisierten Tier (Kaninchen, Katze) der in Gramm gemessene Netzhautarteriendruck ca. 50% des allgemeinen mittleren Blutdruckes beträgt. Dieses Verhältnis ändert sich nur wenig, wenn man nach BAILLIART den in Gramm gemessenen diastolischen Netzhautarteriendruck in mm Hg umrechnet. Es verschiebt sich höchstens etwas zugunsten des Netzhautarteriendruckes, da dieser nach Umrechnung von Gramm in mm Hg etwas zunimmt. Der Satz, nach welchem der diastolische Netzhautarteriendruck in Gramm ungefähr der Hälfte des diastolischen Blutdruckes in der A. brachialis entspricht, ist somit experimentell bestätigt. Aus den bei der Katze gewonnenen Druckwerten von DUKE-ELDER (1926: Tabelle IV), ergibt sich ein Verhältnis des diastolischen Netzhautarteriendruckes zum mittleren Blutdruck in der A. carotis von 62%, was mit unseren eigenen Befunden ungefähr übereinstimmt.

Nach SOBANSKI (1936 c, d) beträgt das Verhältnis des diastolischen Netzhautarteriendruckes zum allgemeinen Blutdruck 1:1,4 bis 1,5 und das Verhältnis des systolischen Netzhautarteriendruckes zum allgemeinen Blutdruck 1 : 1,3 bis 1,6. UYEMURA und SUGANUMA (1934, 1936) finden mit ihrem Apparat, daß das Verhältnis des Netzhautarteriendruckes zum allgemeinen Druck zwischen 0,35 und 0,61 liegt und daß der diastolische Netzhautarteriendruck nur wenig vom allgemeinen diastolischen Blutdruck abhängig ist. Zu einem ähnlichen Schluß kommen LNO und CH'EN (1939) nach Messungen des diastolischen Netzhautarteriendruckes mit dem Apparat von SOBANSKI. Der systolische Netzhautarteriendruck würde dagegen 7/10 ± 20% des allgemeinen systolischen Druckes betragen. FRITZ (1939) gibt an, daß die Werte des diastolischen und systolischen Netzhautarteriendruckes um 45 mm Hg tiefer liegen als die-

Tabelle IV.

	Diastolischer Netzhautarteriendruck/allgemeiner Druck	Systolischer Netzhautarteriendruck/allgemeiner Druck
	in %	
BAILLIART [(1923), Mensch]	45	54
DUKE-ELDER [(1926a), Katze]	62	82
SOBANSKI [(1936), Mensch]	66—71	62—76
UYEMURA-SUGANUMA [(1936), Mensch]	35—61	—
STREIFF [(1937), Mensch]	50 (± 10 g)	—
LNO und CH'EN [(1939), Mensch]	35—60	50—70—90
MONNIER-STREIFF [(1942a), Katze]	48—56	—

jenigen des allgemeinen Blutdruckes; es wäre jedoch vorteilhafter, die Relation durch einen Quotienten auszudrücken.

Zum Vergleich haben wir noch die Befunde obiger Autoren in Prozent umgerechnet und tabellarisch zusammengestellt.

Die obige zusammenfassende Darstellung bestätigt, daß der diastolische Netzhautarteriendruck ungefähr 50% des allgemeinen Blutdruckes beträgt, wobei aber eine genügende Streuungsbreite nach beiden Richtungen berücksichtigt werden muß. Der systolische Netzhautarteriendruck dürfte durchschnittlich 70% des allgemeinen Blutdruckes betragen, doch ist er größeren Schwankungen und Fehlerquellen unterworfen als der diastolische.

B. Neurale Regulierung des Netzhautarteriendruckes und des allgemeinen Blutdruckes.

Der Blutkreislauf wird, wie alle anderen vegetativen Funktionen, neural, hormonal und ional reguliert. Der Netzhautarteriendruck, als Teilerscheinung des gesamten Blutdruckes, ist ein empfindlicher Indikator der allgemeinen Druckschwankungen und vegetativen Regulationsvorgänge im Körper. Es wird deshalb unsere Aufgabe sein, die Wirkung dieser Regulationsmechanismen auf den Netzhautarteriendruck näher zu analysieren und sie nach W. R. Hess in 2 Funktionsgruppen einzuteilen:

1. Mechanismen, die die vegetativen Funktionen im Dienste einer „ergotropen“ Einstellung des Gesamtorganismus zusammenfügen. Als neuraler Vermittler kommt hier der Sympathicus und als hormonales Hilfsmittel das Adrenalin mit den funktionell verwandten Wirkstoffen: Thyroxin, thyreotropes Hormon des Hypophysenvorderlappens, Vasopressin, Cortin in Betracht. Diese verschiedenen Regulationsfaktoren pflegen wir unter der Bezeichnung sympathico-adrenergisches System zu vereinigen. Dieses System als Ganzes spielt beim Zustandekommen des Nutritionsreflexes von Hess eine wichtige Rolle.

2. Mechanismen, die die vegetativen Funktionen im Dienste der Restitution der Zellen und des Schutzes der Organe umsteuern, werden von Hess, entsprechend ihrem Funktionsziel, als trophotrop bzw. endophylaktisch bezeichnet. Vorherrschend wirkt hier als neuraler Vermittler der Parasympathicus und als hormonales Hilfsmittel das Acetylcholin, sowie das Insulin. Man kann einen Teil dieser Regulationsfaktoren als vago-cholinergisches System einheitlich betrachten, was vor allem für die restitutiven Leistungen der Verdauung und für die Schutzvorgänge im Kreislaufapparat zutrifft. Der Kreislaufentlastungsreflex von Hess gehört dieser Funktionsgruppe an.

1. Wirkung des Nutritionsreflexes (Hess).

W. R. Hess (1938) hat den Aufbau der komplexen Mechanismen erforscht, durch welche die Blutzufuhr an den Blutbedarf der Gewebe adaptiert wird. Um die Bedeutung dieser Adaptierung für die Gewebeernährung zu betonen, hat er sie als „Nutritionsreflex" bezeichnet.

Der Nutritionsreflex fördert den Dienst des Kreislaufapparats an die von diesem zu versorgenden Gewebe. Für ihn sind chemische Zustandsänderungen im blutversorgten Gewebe als Reizqualitäten maßgebend. Er tritt in seinem Volleffekt in Erscheinung, wenn ausgedehnte Gewebegebiete — die Muskulatur bei Körperarbeit z. B. — eine Erhöhung des Stoffwechsels erfahren. Es kommt dann zu einem gesteigerten Blutstrom nach dem Gebiet des arbeitenden Organs unter synergistischer Mitwirkung der lokalen Vasodilatatoren, der Vasokonstriktoren in den kollateralen Gefäßarealen, sowie des Venensystems und des Herzens.

Zuäußerst werden zuerst Chemoceptoren gereizt, deren adäquater Reiz wahrscheinlich von den Stoffwechselprodukten ausgeht. Als nächstes Glied kommt ein peripheres Reizleitungssystem in Frage, welches die vom Reiz geschaffene Erregung, je nach Intensität derselben, in eine nähere oder etwas weitere Umgebung ausbreitet. Das periphere Reizleitungsorgan kann seine Funktion nach dem Schema des sogenannten Axonreflexes vollziehen. Bei genügend starkem Reiz greift die Erregungsausbreitung auf die verschiedenen organisatorisch höheren Ebenen des Zentralnervensystems über, wodurch der periphere Reizeffekt zum Volleffekt des Nutritionsreflexes ausgebaut wird.

In den so gezeichneten Hauptreflex fügen sich noch sekundäre Hilfsreflexe ein. Ein Beispiel hierfür ist der Bainbridgereflex, welcher durch die — im Rahmen des Nutritionsreflexes erfolgende — Steigerung des Blutangebotes ans Herz ausgelöst wird und die Fördertätigkeit des Herzens beschleunigt. Ein synergistischer Hilfsreflex ist auch die Erweiterung der Koronargefäße, ausgelöst durch die gesteigerte Inanspruchnahme des Herzens. Hierher gehört auch die Mobilisierung des Adrenalins, welches die nutritionsfördernden Erregungen durch synergistische Reizwirkung verstärkt. Anlaß zu diesen Sekundärreflexen wird dadurch gegeben, daß im Vollzug des Primärreflexes das zirkulatorische Gleichgewicht auch in unbeteiligten Abschnitten des Zirkulationssystems gestört wird. Auf der efferenten Seite treten der am Ort des gesteigerten Blutbedarfes direkt ausgelösten Vasodilatation folgende Hilfsmechanismen zur Seite: 1. eine vasodilatatorische Reflexkomponente ins Reizgebiet zurück; 2. eine konsensuelle Reflexkomponente in Organen, welche mit dem Reizgebiet funktionell gekoppelt sind; 3. eine kollaterale Vasokonstriktion, besonders in den Splanchnicus- und Hautgefäßarealen; 4. Konstriktion der Milz und der venösen Strombahnen; 5. Aktivierung der Herztätigkeit unter Mitwirkung des Bainbridgereflexes; 6. Adrenalinausschüttung.

Nach dieser allgemein-physiologischen Einleitung müssen wir auf die spezielle Wirkung des Nutritionsreflexes auf den allgemeinen Blutdruck und auf den Netzhautarteriendruck noch weiter eingehen. Als Beispiel einer den Nutritionsreflex auslösenden typischen Situation erwähnen wir die körperliche Tätigkeit.

Eine mäßige körperliche Arbeit übt normalerweise keinen wesentlichen Einfluß auf den Blutdruck (DURIG 1932) sowie auf den Netzhautarteriendruck (SIEDEK und FANTA 1942) aus. Bei stärkerer körperlicher Anstrengung kommt es dagegen meist zu einer allgemeinen Blutdruckerhöhung, und zwar des systolischen mehr als des diastolischen Druckes (ZADEK 1881, JELLINEK 1900, GUMPRECHT 1900, GREBNER und GRÜNBAUM 1899, KORNFELD 1899, MASING 1902, MORITZ 1903, IMACHI und Mitarbeiter 1936). Auch beim Versuchstier auf der Tretbahn wurde eine Blutdruckerhöhung festgestellt (TANGL und ZUNST 1898). Nach übermäßiger Anstrengung sinkt der Blutdruck unter die Norm und das Minutenvolumen des Herzens wird geringer (DURIG 1932).

Was den Netzhautarteriendruck betrifft, soll der systolische und diastolische Druck nach körperlicher Anstrengung eine mehr oder weniger starke Erniedrigung zeigen. Der Augendruck weist eine geringe Senkung auf, doch kann er auch leicht steigen (IMACHI und Mitarbeiter 1936).

Der Einfluß der Muskelarbeit auf den Augeninnendruck wurde verschiedentlich untersucht. Am gesunden Menschen im Alter von 17 bis 30 Jahren beobachteten SAVERUCHA und TEBENICHINA (1938) nach körperlichen Übungen in 50% der Versuche eine Senkung, in 26% eine Erhöhung, in 10,5% keine Beeinflussung. Beim Hund und Kaninchen wurde der augendrucksenkende Einfluß der Muskelarbeit bestätigt (JERSCHKOVITSCH und CHEVALOV 1937, FILATOV und Mitarbeiter 1937). Es zeigt sich auch, daß nach intravenöser Injektion von 5 bis 30 ccm defibrinierten Blutes eines durch Laufen ermüdeten Kaninchens, der Augendruck beim normalen Kaninchen sinkt (FILATOV und Mitarbeiter 1937).

a) Bedeutung des Halssympathicus.

Die Erregung des gesamten sympathico-adrenergischen Systems in Fällen von höchster körperlicher Anstrengung oder von effektiver Aufregung geht mit einer Erregung des Halssympathicus einher. Diese erzeugt eine schwache Vasokonstriktion in den Schädelorganen (Gehirn, Auge), dank welcher die Gefäße durch die plötzliche Steigerung des allgemeinen Blutdruckes nicht überdehnt werden. Die Wirkung des Halssympathicus kann als Teilkomponente des allgemeinen Nutritionsreflexes aufgefaßt werden und folglich in diesem Abschnitt behandelt werden.

b) Reizung des Halssympathicus.

Um den Einfluß des Sympathicus cervicalis auf die Durchblutung des Schädelinhaltes nachzuweisen, wurden zahlreiche Untersuchungen unternommen. Während langer Zeit waren die Autoren, die einen Einfluß des Sympathicus auf die *Hirngefäße* festgestellt hatten, ebenso zahlreich wie diejenigen, die jede Einwirkung des Sympathicus ablehnten. Unter den Autoren, die der Ansicht waren, daß die Reizung bzw. Durchschneidung des Sympathicus keinen Einfluß auf die Hirngefäße habe, befanden sich RIEGEL und JOLLY (1871), ROOY und SHERRINGTON (1890), BAYLISS und HILL (1895), HILL und MACLEOD (1901), WINTERSTEIN (1935), RISER (1936).

Was die *Netzhautgefäße* betrifft, hatten KLEIN und SVETLIN (1876) nach Reizung des Halssympathicus keine Kaliberschwankungen beobachtet. Auch RISER (1936) hat nach Reizung des Ganglion cervicale craniale beim Menschen keine Konstriktion der pialen und retinalen Gefäße beobachtet.

Demgegenüber zeigten die Versuche zahlreicher Autoren, daß es während der Reizung des Halssympathicus zu einer Verengerung der *Hirngefäße* und einer Verminderung der Durchblutung kommt: Piaarterien (VON SCHULTEN 1884, NOTHNAGEL 1867, CALLENFELS 1855, GÄRTNER und WAGNER 1887, HUERTHLE 1889, BIEDL und REINER 1900, WIESCHOWSKI 1902, JENSEN 1904, FORBES und WOLFF 1928); Gefäße der Pia und des Hirnparenchyms (FINESINGER und PUTNAM 1933); Gefäße des Plexus chorioideus und des Ventrikelependyms (PUTNAM und ASK-UPMARK 1934); Gefäße der Pia und des Gehirns (SCHMIDT und PIERSON 1934, NOYONS, WESTENRIJK und JONGBLOED 1935, THOMAS 1936, BOUCKAERT und JOURDAN 1936 a, b, KOOPMANS 1937).

Auch in den *Netzhautarterien* kommt es meist bei Reizung des Halssympathicus zu einer Kaliberverminderung (DE WECKER und LANDOLT 1889, ADAMÜK 1867, RIEGER und FÖRSTER 1881, MORAT und DOYON 1892, VON SCHULTEN 1884, MAGITOT und BAILLIART 1921 a, ALLEN und KOPPANYI 1924).

Aus den Versuchen von TALBOT, WOLFF und COBB (1928), POOL, FORBES und NASON (1934) geht hervor, daß die einseitige Sympathicusreizung sich nur auf die Gefäße der gleichen Seite auswirkt. Demgegenüber zeigten M. und D. SCHNEIDER (1934 a, b), GOLLWITZER-MEIER und ECKHARDT (1935) und SCHMIDT (1938), daß die Reizung eines durchschnittenen Sympathicus auch eine Verengerung der gegenseitigen Hirngefäße bewirkt.

Alle diese Versuchsergebnisse beweisen, daß die Gefäße der Pia, der Hirnrinde oder des Hirnparenchyms, des Plexus chorioideus und der Netzhaut mit einer Verengerung und einer Verminderung der Durchblutung auf Reizung des Halssympathicus reagieren.

Die Untersuchungen von MONNIER und STREIFF (1942 a, c) haben ergeben, daß die elektrische Reizung des Halssympathicus den allgemeinen Blutdruck nicht beeinflußt, daß aber der *Netzhautarteriendruck* am Auge, auf der Seite des gereizten Sympathicus ansteigt, während er am anderen Auge unverändert ist (Abb. 7). Die Autoren nehmen an, daß die einseitige Druckzunahme auf eine Abdrosselung der Durchblutung im distalen Anteil der Netzhautarterien (Präcapillaren) zurückzuführen sei, wobei ein höherer Druck im proximalen Anteil der A. centralis retinae

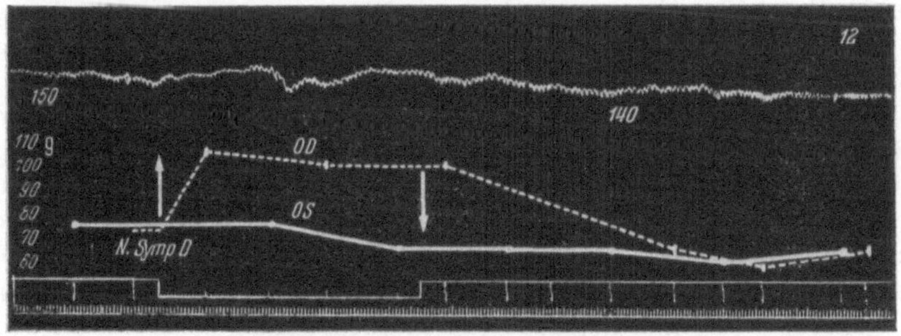

Abb. 7. Reizung des rechten Halssympathicus.
Ansteigen des Netzhautarteriendruckes am rechten Auge. Der allgemeine Blutdruck bleibt unverändert (MONNIER nnd STREIFF).

entstehen würde. Die Zunahme des Netzhautarteriendruckes während der Sympathicusreizung könnte aber auch die Folge einer gleichzeitigen Senkung des intraokularen Druckes sein.

c) Ausschaltung des Sympathicus.

Die Wirkung der Durchschneidung des Halssympathicus auf die Hirngefäße ist wie diejenige der Sympathicusreizung je nach dem Autor verschieden. So erwähnte BRACHET (1837) eine Hyperämie der Hirnrinde, TALBOT, WOLFF und COBB (1928) eine Erweiterung der Hirncapillaren, M. und D. SCHNEIDER (1934 a, b) eine Druckerhöhung in der Carotis interna. TINEL und UNGAR (1933) zeigten, daß es erst nach doppelseitiger Sympathektomie zu einer deutlichen Gefäßerweiterung kommt. M. und D. SCHNEIDER (1934 a, b) zeigten ebenfalls, daß erst nach beidseitiger Sympathicusdurchschneidung eine erhebliche und andauernde Mehrdurchblutung der Carotis interna einsetzt. Zu ähnlichen Ergebnissen kamen auch SCHMIDT (1928) sowie GOLLWITZER-MEIER und ECKHART (1935) für die Hirngefäße.

Auch in den *Netzhautarterien* bewirkt die Durchschneidung des Halssympathicus eine Erweiterung (VULPIAN 1875, SCHÖLER 1879, RIEGER und FÖRSTER 1881, MORAT und DOYON 1892, LERICHE 1920 a, b, MAGITOT und BAILLIART 1921 a, b, SALA 1933). BECKER (1873), VON SCHULTEN (1884), PIERI und FERRARI (1932), GOLLWITZER-MEIER und SCHULTE (1932) sahen dagegen nach Durchschneidung des Halssympathicus keine Veränderung der Netzhautarterien. Auch die Abtragung des Ganglion cervicale craniale soll eine unsichere Wirkung auf die pialen und retinalen Arterien ausüben (RISER 1936).

Im Anschluß an die einseitige Durchschneidung des Halssympathicus zeigt der allgemeine Blutdruck keine, der *Netzhautarteriendruck* meist nur unwesentliche Veränderungen. Demgegenüber bewirkt die doppelseitige Durchschneidung eine bedeutende Netzhautarteriendruckerhöhung, während der allgemeine Blutdruck unbeeinflußt bleibt (MONNIER und STREIFF 1942 a, c).

Die einseitige periarterielle Sympathektomie der Carotis interna beim Menschen führt zu einer gleichseitigen Netzhautarteriendruckerhöhung, die aber nach zwei Monaten wieder verschwindet. Auch die Entfernung des Ganglion stellatum soll zu einer mäßigen Netzhautarteriendruckerhöhung führen (BAILLIART 1929). Nach VON HOORNACKER (1930) soll die einseitige periarterielle Sympathektomie der Carotis interna eine Augendruck- und eine Netzhautarteriendrucksenkung bewirken, die aber nach der periarteriellen Sympathektomie der Carotis communis ausbleibt oder dann zu einer Augendruck- und einer Netzhautarteriendruckerhöhung führt. Nach der periarteriellen Sympathektomie der Arteriae perivertebrales kommt es nur zu einer unbedeutenden Augendruck- und Netzhautarteriendruckerniedrigung. Demgegenüber erzeugt die Exstirpation des Glomus caroticum eine anhaltende beidseitige Netzhautarteriendrucksteigerung, die bei doppelseitiger Exstirpation noch stärker wird.

MAGITOT und DESVIGNES (1934) beobachteten nach der gleichzeitigen periarteriellen Sympathektomie der Carotis communis, der Carotis interna und der Exstirpation des Glomus caroticum zuerst eine beidseitige vorübergehende Netzhautarteriendruckerniedrigung, auf die nach weiteren 2 bis 5 Tagen wieder eine Netzhautarteriendrucksenkung folgte. Während einigen Tagen kam es zu Netzhautarteriendruckschwankungen, worauf die Ausgangswerte wieder erreicht wurden. Nach doppelseitiger Sympathektomie zeigten sich ähnliche, jedoch stärkere Netzhautarteriendruckveränderungen. Der allgemeine Blutdruck stieg während 24 Stunden nur bei doppelseitiger Sympathektomie. Der Liquordruck wies entweder keine Veränderung oder eine leichte Erhöhung auf. Der Augendruck zeigte keine bedeutende Senkung.

Schließlich haben MONNIER und STREIFF (1941 b) die Wirkung einer einseitigen Ausschaltung der zentralen Sympathicusbahnen auf den Netzhautarteriendruck untersucht. Sie erzeugten zu diesem Zweck einseitige Läsionen im Bereiche der Brücke und der Medulla oblongata nach der

Methode von W. R. HESS und beobachteten darauf meist eine relative Netzhautarteriendruckerhöhung und ein Claude-Bernard-Hornersches Syndrom am Auge, auf der Seite der Läsion. Die Unterbrechung der absteigenden sympathischen Bahnen in der Brücke und in der Medulla oblongata bewirkte offenbar in diesen Versuchen eine paralytische Gefäßerweiterung im gleichseitigen Netzhautbereich. Die Folge davon war eine Drucksteigerung in den Netzhautgefäßen. In vereinzelten Fällen gingen den sympathischen Lähmungserscheinungen Reizerscheinungen voraus, die sich durch eine relative Netzhautarteriendrucksenkung, Mydriase und Erniedrigung der Hauttemperatur auf der Seite der Läsion kennzeichnete.

Zusammenfassend geht aus obigen Beobachtungen beim Versuchstier und beim Menschen hervor, daß die Reizung des Halssympathicus in den meisten Fällen eine Verengerung der Hirngefäße, inklusive der Netzhautgefäße, mit Verminderung der Durchblutung ohne wesentliche Änderung des allgemeinen Blutdruckes erzeugt.

Umgekehrt erzeugt in den meisten Fällen die Durchschneidung des Halssympathicus eine vorwiegend einseitige Hyperämie im Bereich der Hirn- und Netzhautgefäße. Gleichzeitig wird eine Erhöhung des Netzhautarteriendruckes ohne Änderung des allgemeinen Blutdruckes beobachtet.

Die Ausschaltung der zentralen sympathischen Bahnen hat ebenso eine Zunahme des Netzhautarteriendruckes zur Folge.

Alle diese durch verschiedene Methoden gewonnenen Ergebnisse beweisen also, daß die Hirn- und Netzhautgefäße durch den Halsympathicus tonisch innerviert sind und daß dieser eine gleichseitige vorwiegend innervatorische Wirkung ausübt.

2. Wirkung der Kreislaufentlastungsreflexe.

Mit der Sicherung der nutritiven Funktionen des Zirkulationsapparats sind die Leistungen der Kreislaufregulierung noch nicht erschöpft. Es gibt noch ein Reflexsystem, dessen Wirkung dem Nutritionseffekt geradezu entgegengesetzt zu sein scheint, indem es die Schlagfrequenz des Herzens herabsetzt und den Blutdruck senkt. Eine solche Umstellung bedeutet eine Entlastung der Zirkulation, weshalb sie von HESS als Entlastungsreflex bezeichnet wurde. Das am längsten bekannte Beispiel ist das Auftreten der erwähnten Herz- und Blutdruckeffekte bei künstlicher Reizung des zentralen Stumpfes des Nervus depressor beim Kaninchen. Ein zweiter Reflex dieser Art ist der durch E. H. HERING (1927) entdeckte Carotissinusreflex. Der Entlastungsreflex hemmt die im Kreislaufsystem bestehenden Spannungen; sein adäquater Reiz ist physikalischer Natur.

Da beim Entlastungsreflex sowohl reflexogene Zone als auch Erfolgsorgan dem Zirkulationssystem angehören, hat HESS (1923) von „Eigenreflexen des Kreislaufsystems“ gesprochen und eine Parallele zur Propriozeptivität der Skelettmuskelmotorik gezogen. Das Hineinspielen des Entlastungsreflexes erzwingt die Ökonomie der energetischen Auf-

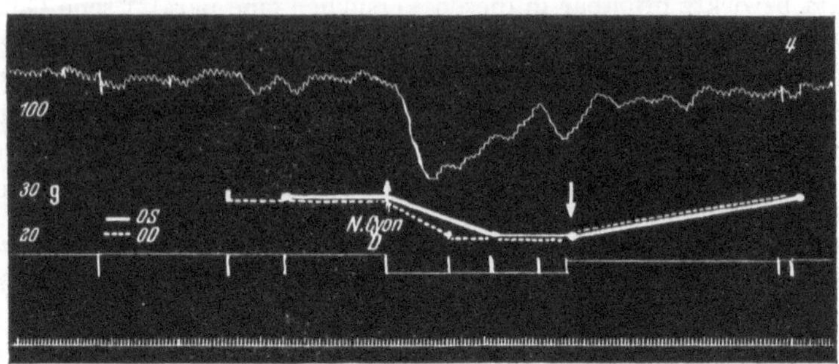

Abb. 8. Reizung des N. depressor (Cyon). Gleichzeitiges Absinken des allgemeinen Blutdruckes und des Netzhautarteriendruckes.

wendungen. Nähert sich die funktionelle Belastung der Kreislauforgane der Grenze ihrer Leistungsfähigkeit, so wirkt der „Sparapparat mit verstärktem Akzent“ und wird so zu einem ausgesprochenen „Schutzapparat“, welcher die Überschreitung einer kritischen Grenze verhindert.

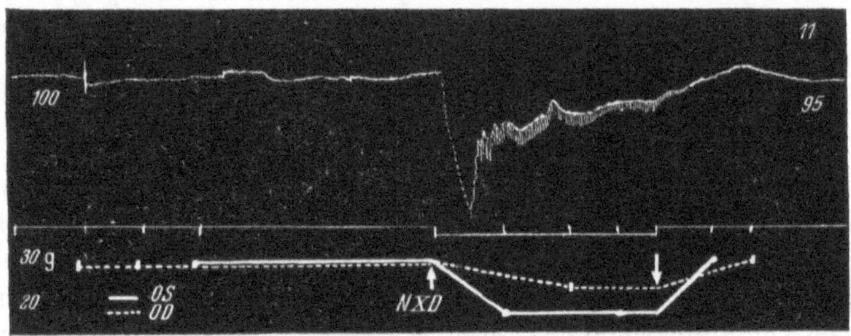

Abb. 9. Reizung des N. vagus. Gleichzeitiges Abfallen des allgemeinen Blutdruckes und des Netzhautarteriendruckes an beiden Augen.

a) Depressor- und Vagusreflexe.

Die elektrische *Reizung des N. depressor Cyon* erzeugt neben einer Senkung des allgemeinen Blutdruckes, Verlangsamung der Herztätigkeit und Erweiterung der Hirngefäße (Forbes 1928, Wolff 1936), eine beidseitige Netzhautarteriendruckerniedrigung, wie Monnier und Streiff (1942 a, c) es beim Versuchstier zeigen konnten (vgl. Abb. 8).

Die *faradische Reizung des N. vagus* erzeugt nach MONNIER und STREIFF (1942 a, c) eine beidseitige, mit der allgemeinen Blutdrucksenkung parallel verlaufende Netzhautarterienerniedrigung (vgl. Abb. 9). Kurz darauf dilatieren sich offenbar die meisten intrakraniellen Blutgefäße. So haben REINER und SCHNITZLER (1897) nach Reizung des N. vagus eine Hirngefäßerweiterung gesehen. Diese Beobachtung wurde in der Folge des öftern bestätigt, insbesondere durch die Versuche von WOLFF und FORBES (1928), COBB und FINESINGER (1932). Diese letzteren konnten feststellen, daß die Reizung des Vagus die Piagefäße um 15% erweitert. FINESINGER und PUTNAM (1933) beobachteten eine Zunahme von 8% des künstlich durchströmten Gehirns. Die einseitige Vagusreizung soll auch eine bilaterale Wirkung haben: Erweiterung beider A. carotides internae (GOLLWITZER-MEIER und ECKHARDT 1934, 1935), Erweiterung der Hirngefäße beider Hemisphären (COBB und FINESINGER 1932). Wenn man die Netzhautarteriendruckerniedrigung der von anderen Autoren beobachteten Gefäßerweiterung an die Seite stellt, liegt die Vermutung nahe, daß die intrakraniellen Gefäße während der Vagusreizung hypotonisch werden und durch die kompensatorische Wirkung der Blutdruckzügler, eine sekundär gesteigerte Durchblutung aufweisen.

b) Carotissinusreflexe.

Jede Erhöhung des Innendruckes in der A. carotis communis dehnt den Sinus caroticus, worauf das bulbäre Vasomotorenzentrum stärkere hemmende Erregungen durch den N. glossopharyngeus erhält. Der Erfolg dieser reflektorischen Hemmung kennzeichnet sich durch Vasodilatation in den peripheren Arteriengebieten (Splanchnicus, Haut). Der Druck im Sinus caroticus kann nach KOCH (1941) durch Einspritzung von physiologischer Lösung experimentell gesteigert werden. Dieses Verfahren bewirkt eine Dehnung der Sinuswand und somit eine Reizung der Pressoceptoren im Sinus caroticus.

MONNIER und STREIFF (1942 b) haben am Versuchstier die Kochsche Methode angewendet und dabei beobachtet, daß jede künstliche Druckerhöhung im Sinus caroticus eine Senkung des allgemeinen Blutdruckes von 10 bis 15 mm Hg erzeugt, der eine gleichzeitige Netzhautarteriendrucksenkung entspricht. Demgegenüber bedingt jede endosinusale Drucksenkung eine Erhöhung des allgemeinen Blutdruckes von 10 mm Hg mit einer gleichzeitigen beidseitigen Netzhautarteriendrucksteigerung von 10 bis 30 g. Es ist also anzunehmen, daß diese Netzhautarteriendruckerhöhung, sowie die von den anderen Autoren beobachtete Erweiterung der Hirngefäße durch eine Zunahme des allgemeinen Blutdruckes und der Durchblutung bedingt ist.

GOLLWITZER-MEIER und SCHULTE (1932) beobachteten, daß eine Druckerhöhung im Carotissinus das Kaliber der Netzhautarterien anfänglich verengert, wahrscheinlich als Folge der reflektorischen Senkung des allgemeinen Blutdruckes. In einer sekundären Phase tritt eine Erweiterung der Netzhautgefäße auf.

Beim Menschen haben STREIFF und MONNIER (1942 b) den Einfluß einer einseitigen digitalen Kompression auf den Netzhautarteriendruck untersucht. Sie beobachteten dabei eine Senkung des Netzhautarteriendruckes von 10 bis 20 g bei vorübergehender Pulsverlangsamung.

Demgegenüber hatte BARRENECHEA (1937) während der Kompression des Carotissinus eine Netzhautarteriendruckerhöhung und eine Augendrucksenkung beobachtet. Nach Aufhören der Kompression wurden die Normalwerte sofort wieder erreicht.

Die Rolle des Carotissinus bei der Regulierung der Hirndurchblutung wurde durch zahlreiche Autoren experimentell untersucht. HERING (1927) hat als erster den Sinusnerv elektrisch gereizt; er konnte aber dabei keinen direkten Einfluß auf die Hirngefäße beobachten. Demgegenüber stellten HEYMANS und BOUCKAERT (1929) fest, daß der Sinus einen reflektorischen Einfluß auf die Hirndurchblutung ausübt, der mit den Vorgängen in anderen Kreislaufgebieten gleichsinnig verläuft. HIROSE (1930) beobachtete, daß die Reizung des Sinus caroticus im Circulus Willisii mehr als in der Carotis drucksenkend wirkt. Dabei kam es auch zu einer Abnahme des Augendruckes.

Bei Druckerhöhung im Carotissinus sahen HEYMANS, BOUCKAERT und REGNIERS (1933) gleichzeitig mit der reflektorischen Senkung des allgemeinen Blutdruckes eine Verengerung der Hirngefäße. Der Carotissinus soll demnach die Aufgabe haben, über den Weg der peripheren Vasomotoren und des allgemeinen Blutdruckes die Hirndurchblutung konstant zu erhalten. M. und D. SCHNEIDER (1934) kommen zu einer ähnlichen Auffassung; sie nehmen an, daß die Durchblutung des Gehirnes der durch die Sinusreizung bewirkten Verschiebung der Blutverteilung folgt. ASK-UPMARK (1935) hat gezeigt, daß die Reizung des Sinusnerven gleichzeitig eine Erweiterung der peripheren Gefäße (Haut, Splanchnicus) und eine Verengerung der Hirngefäße bewirkt. Eine Drucksenkung im Sinus hat die entgegengesetzte Wirkung zur Folge. ASK-UPMARK kommt demnach auch zum Schluß, daß die Hirnzirkulation von den Schwankungen des allgemeinen Blutdruckes abhängt. NOYONS, WESTENRIJK und JONGBLOED (1935) bestätigten durch ihre Versuche die Abhängigkeit vom allgemeinen Blutdruck der Hirndurchblutung.

Diesen Autoren gegenüber wiesen BOUCKAERT und JOURDAN (1936 a, b) nach, daß ein völlig isolierter Hirnkreislauf durch den Carotissinus doch teilweise aktiv reguliert wird, jedoch in wesentlich schwächerem Grad als im übrigen Körperkreislauf, was von KOOPMANS (1937) auch bestätigt wurde. Die Drucksteigerung im Carotissinus oder die Reizung des Sinusnerven erzeugt nach diesen Autoren eine direkte Erweiterung der Hirngefäße, die praktisch aber durch die Wirkung der Schwankungen des allgemeinen Blutdruckes überdeckt wird. FORBES, NASON und WORMAN (1937) bestätigten die Erweiterung der Hirngefäße durch Reizung des Carotissinus. Sie tritt jedoch erst in Erscheinung, wenn der allgemeine Druck unter 60 mm Hg gesunken ist.

Aus all diesen experimentellen Ergebnissen kann man mit D. SCHNEIDER *(1938) schließen, daß die pressoceptorische Zone des Carotissinus und der Aortennerven eine bedeutende Rolle für die Konstanterhaltung der Hirndurchblutung spielt. Der Carotissinus übt nur eine geringe direkte Wirkung auf die Hirngefäße aus. Diese sind vielmehr „passive Nutznießer" der vom Carotissinus ausgelösten reflektorischen Veränderungen des allgemeinen Blutdruckes. Die Durchblutung der Hirngefäße wird hauptsächlich von den allgemeinen Blutdruckschwankungen beeinflußt und nur zum Teil durch direkte Wirkung der Blutdruckzügler und des Sympathicus geregelt. Über die klinische Bedeutung des Sinus caroticus wird im speziellen Teil berichtet.*

c) Kompression und Dekompression der A. carotis communis.

α) Kompression der A. carotis communis. REIN (1929) hat gezeigt, daß der Verschluß einer Carotis communis in der gegenseitigen Arterie eine Mehrdurchblutung von 80 bis 100% bedingt. M. und D. SCHNEIDER (1934 a, b) bestätigten, daß bei diesem Versuch die gegenseitige Carotis interna bis zu 100% mehr durchblutet wird. Sie vermuteten, daß die reflexogene Zone dieses Mechanismus in der A. meningea media bzw. in deren Aufspaltungsgebiet in der Dura mater liegt. Ähnliche Befunde wurden auch von GOLLWITZER-MEIER und ECKHARDT (1934; 1935) erhoben. Demgegenüber beobachtete MORUZZI (1940) nach Verschluß der A. carotis communis eine allgemeine Bludrucksenkung.

MONNIER und STREIFF (1942 a, b) erzielten beim Versuchstier durch Kompression der A. carotis communis oder durch Unterbindung der Arterie eine allgemeine Blutdruckerhöhung. Auf der Seite der komprimierten Arterie kam es gleichzeitig meist zu einer Netzhautarteriendruckerhöhung, wie auch am entgegengesetzten Auge (vgl. Abb. 10). Bei tiefer Narkose erwiesen sich alle diese Druckveränderungen geringer. MONNIER und STREIFF nahmen an, daß die Netzhautarteriendruckerhöhung auf der Seite der komprimierten A. carotis communis mit den Kollateralgefäßen aus der entgegengesetzten A. carotis communis oder aus den A. vertebrales vermittelt wird (Circulus Willisii).

Der Verschluß beider A. carotides communes erzeugte eine beträchtliche Erhöhung des allgemeinen Blutdruckes bei gleichzeitiger Netzhautarteriendruckerniedrigung. Die massive Erhöhung des allgemeinen Blutdruckes entstand in diesem Fall als Folge der akuten Anämie des bulbären

Vasomotorenzentrums (Vermehrung der Kohlensäure und Abnahme der Sauerstoffspannung). Die Senkung des Netzhautarteriendruckes erklärt sich durch das Ausbleiben der Blutversorgung durch die Carotiden.

Beim Menschen untersuchte BAURMANN (1936) das Verhalten des Netzhautarteriendruckes bei momentaner Reduzierung der Blutströmung in einer Carotis durch digitale Kompression. Der Netzhautarteriendruck fiel auf der gleichen Seite zunächst ab, um dann aber wieder anzusteigen und dem Ausgangswert zuzustreben. Der Ausgangswert wurde in der Systole fast nie sofort wieder erreicht, in der Diastole dagegen oft. Auf der der Kompression gegenüberliegenden Seite erfolgte kein Druckabfall,

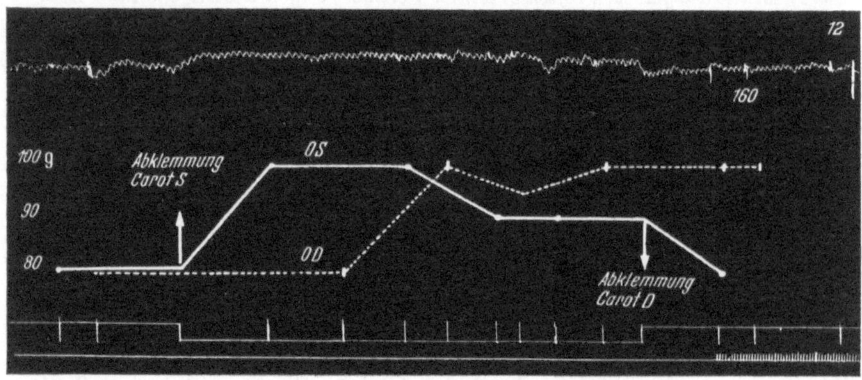

Abb. 10. Kompression der A. carotis communis.

sondern ein mit dem allgemeinen Blutdruck gleichzeitig verlaufender Druckanstieg, der durch eine kompensatorische Mehrleistung der offengebliebenen Carotis bedingt war. Bei älteren Versuchspersonen wurde ein außerordentlicher primärer Druckabfall auf der Seite der Kompression beobachtet, dem fast keine sekundäre Erhöhung folgte. Dieser Druckabfall unterscheidete sich quantitativ wesentlich von demjenigen der jugendlichen Versuchspersonen. Auch war der Druckanstieg auf der der Kompression gegenüberliegenden Seite geringer als bei Jugendlichen. Ein solches Verhalten wurde als Ausdruck eines reduzierten Kompensationsvermögens von Seiten des kollateralen Kreislaufes gedeutet. Wenn trotz eines starken Druckanstieges auf der Gegenseite eine erhebliche Drucksenkung auf der Seite der Kompression zustandekommt, so kann nach BAURMANN auf eine Enge des Circulus Willisii geschlossen werden. Bei einer diastolischen Netzhautarteriendrucksenkung von mehr als 10 mm Hg auf der Seite der Kompression wäre eine Carotisunterbindung als gefährlich anzusprechen. Diese Annahme wird durch eine klinische Beobachtung unterstützt. Eine Patientin, die auf der Seite der Kompression eine bedeutende Netzhautarteriendruckerniedrigung zeigte, erlitt nach einer Carotisunterbindung eine Hemiplegie.

GANDOLFI (1938) fand bei Kompression der Carotis communis in allen Fällen nur eine Erhöhung des allgemeinen Blutdruckes mit entsprechender stärkerer Steigerung des Netzhautarteriendruckes beiderseits. Fast immer wurde eine Zunahme der Pulsfrequenz beobachtet.

β) **Dekompression der A. Carotis communis.** REIN (1929) hat ebenso gezeigt, daß die plötzliche Dekompression des Carotis communis nach vorangehender Abklemmung eine Senkung des allgemeinen Blutdruckes zur Folge hat. MONNIER und STREIFF (1942 a, b) beobachteten beim Versuchstier, daß gleichzeitig mit der Senkung des allgemeinen Blutdruckes eine Netzhautarteriendruckerniedrigung auf der Seite der komprimierten Carotis erfolgt. Auch am anderen Auge zeigte sich meist eine Netzhautarteriendruckerniedrigung oder keine wesentliche Netzhautarteriendruckänderung. Der Netzhautarteriendruck verhielt sich also an beiden Augen übereinstimmend. Bei Dekompression beider A. carotides communes wies der allgemeine Blutdruck, der während der Kompression beträchtlich gestiegen war, ein plötzliches Absinken auf, während der Netzhautarteriendruck zunahm.

d) Oculo-cardialer Reflex.

MONNIER und STREIFF (1942 a, b) haben bei schwach narkotisierten Versuchstieren gezeigt, daß ein starker Druck auf das Auge eine leichte allgemeine Blutdrucksenkung (5 bis 10 mm Hg) erzeugen kann. Die dabei auftretenden Netzhautarteriendruckänderungen erwiesen sich also kaum meßbar. Bei Oberflächenanästhesie des Auges (Eintropfen von Diocain) oder tiefer Narkose ließen sich diese Erscheinungen nicht mehr nachweisen, woraus man schließen kann, daß es sich wahrscheinlich um die Wirkung des durch den Trigeminus vermittelten oculo-cardialen Reflexes handelt.

Beim Menschen hat BULSON (1938) beobachtet, daß der diastolische Netzhautarteriendruck und der Augendruck mit der Dauer der Kompression proportionell abnimmt (50 g während 30 bis 120 Sekunden).

3. Vestibulare Reflexe.

Ergebnisse beim Versuchstier. Die Wirkung der Vestibularisreizung auf den allgemeinen Blutdruck wurde von zahlreichen Autoren erforscht. Die Versuchsresultate waren aber verschieden; einerseits wurde eine Blutdrucksenkung (KREMER 1931, SPIEGEL und DEMETRIADES 1922, CAMIS und PUPILLI 1925, PIETRANTONI 1927, CANTELE 1933, SEIFERTH und MARK 1934, HASEGAWA 1934, ARSLAN und PAVANATO 1939), anderseits eine Blutdruckerhöhung beobachtet (PIETRANTONI 1927, BAITSCHENKO, KRESTOWNIKOW und LOSANOW 1934, BOZZI und CIURLO 1936, KO 1937). PEREKALIN (1928) beschreibt eine biphasische Reaktion, gekennzeichnet durch eine Blutdruckerniedrigung, der eine Blutdruckerhöhung folgt. Erniedrigung oder Erhöhung kamen aber auch allein vor. MIES

(1936; 1938) wies daraufhin, daß die Art der Narkose bei diesen Blutdruckänderungen eine bedeutende Rolle spielt und die scheinbaren Widersprüche erklärt. Er beobachtete, daß die kalorische Vestibularisreizung beim Kaninchen in Urethan- bzw. Äthernarkose eine Blutdrucksenkung erzeugt, während dieselbe Reizung bei Morphiumanästhesie eine Blutdruckerhöhung bewirkt.

Die Wirkung der Vestibularisreizung auf die peripheren Gefäße wurde im Bereich der Extremitäten, des Nagelfalzes, des Ohres und des Augenhintergrundes untersucht. Meist wurde eine Erweiterung oder dann eine Verengerung beobachtet, der eine Erweiterung folgte (VIALE 1923, MAESTRANZI 1926, ZANNI 1927, DE CRINIS und UNTERBERGER 1930, VASILIU 1930, DEMETRIADES 1931, PATRONI 1935). Der Augendruck scheint durch die Vestibularisreizung erhöht zu werden (ZANNI 1931, KO 1937).

Den meisten dieser Versuche kann vorgeworfen werden, daß die gleichzeitigen Änderungen des allgemeinen Blutdruckes und der Blutverteilung in den verschiedenen Gefäßarealen ungenügend berücksichtigt wurden. Auch der Charakter der verschiedenen funktionellen Phasen im zeitlichen Ablauf der Reaktion geht aus den meisten Beschreibungen nicht hervor. Deshalb erschien es uns wichtig, die gleichzeitigen Änderungen des Netzhautarteriendruckes und des allgemeinen Blutdruckes während und nach der Vestibularisreizung experimentell genauer zu untersuchen.

α) MONNIER und STREIFF (1941 a) haben die *Wirkung der rotatorischen Vestibularisreizung* auf den Netzhautarteriendruck untersucht. Sie konnten feststellen, daß es nach der Drehreizung zu einer Erhöhung des Netzhautarteriedruckes kommt, die auf der Seite der stärker gereizten Cupula ampullaris ausgesprochener ist, d. h. entgegengesetzt der Seite, nach welcher der Kopf und die Augen gewendet werden. Da während der rotatorischen Vestibularisreizung eine Netzhautarteriendruckmessung nicht möglich ist, konnte bei diesen Versuchen nur die postrotatorische vasopressive Reaktion erfaßt werden. Doch tritt wahrscheinlich während der Rotation eine Netzhautarteriendrucksenkung auf, wie es ja auch zu einer allgemeinen Blutdruckerniedrigung kommt (SPIEGEL und DEMETRIADES 1922, PEREKALIN 1928).

Man kann also annehmen, daß die Vestibularisreizung primär eine depressorische Wirkung ausübt und daß die pressorische Reaktion als kompensatorischer Effekt durch die Blutdruckzügler vermittelt wird. Dies geht auch aus den Versuchen von MIES (1940) hervor, der nach Durchschneidung der Aorten- und Carotissinusnerven auf Vestibularisreizung stets nur eine allgemeine Blutdruckerniedrigung beobachtet hat.

β) Die *Wirkung der calorischen Vestibularisreizung* auf den Netzhautarteriendruck wurde von STREIFF, MONTANDON und MONNIER (1942) untersucht. Es zeigte sich, daß *während* der calorischen Reizung des Vestibularapparats meist eine Senkung des allgemeinen Blutdruckes mit entsprechender Netzhautarteriendrucksenkung erfolgt. *Nach* der calorischen Reizung erreichte der allgemeine Blutdruck seine Ausgangswerte wieder oder es kam sogar zu einer leichten Erhöhung. Der Netzhaut-

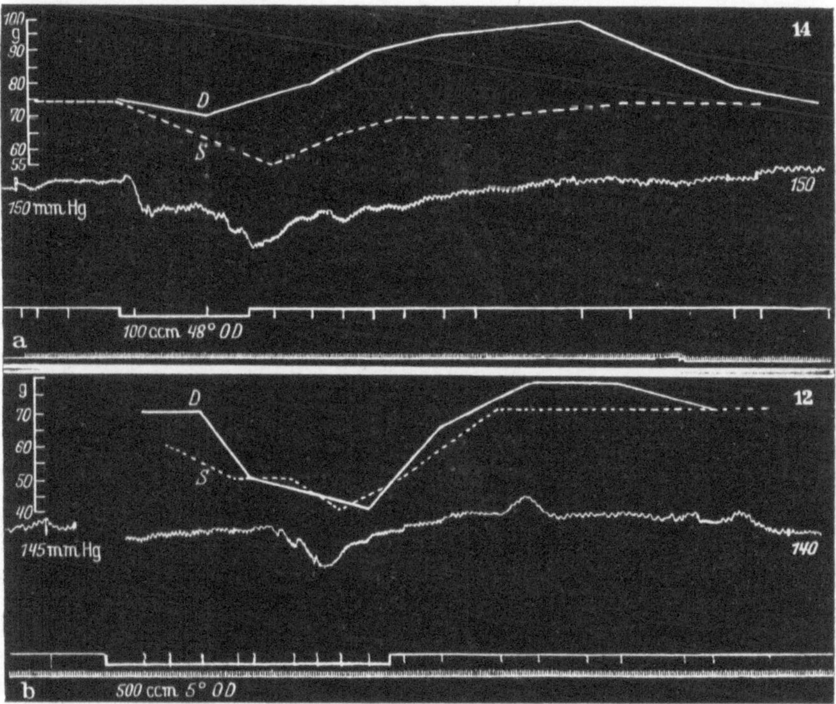

Abb. 11. Gleichzeitige Druckänderungen in den Netzhautarterien (obere Kurve) und in der Femoralarterie (untere Kurve). D = rechts, S = links. a) Kalorische Reizung der rechten Bulla ossea mit warmem Wasser, 45°; Katze 14. b) Kalorische Reizung der rechten Bulla ossea mit kaltem Wasser, 5°; Katze 12.

arteriendruck zeigte demgegenüber eine kompensatorische Steigerung, und zwar in höherem Maße am Auge, das der Seite der stärker gereizten Cupula ampullaris entspricht (vgl. Abb. 11 a und b). Jedoch konnten andere seltenere Reaktionstypen beobachtet werden. Die gleichzeitige Reizung beider Vestibularapparate bewirkte eine beträchtliche allgemeine Blutdrucksenkung, mit gleichzeitiger Netzhautarteriendruckerniedrigung, der am Ende der Reizung eine beiderseitige Erhöhung folgte.

γ) Die *Wirkung der galvanischen Vestibularisreizung* wurde von Streiff, Monnier und Bianchi (1940), Monnier und Streiff (1941 a) und Streiff, Montandon und Monnier (1942) untersucht. Es wurde dabei festgestellt, daß sowohl während als nach der Stromdurchleitung in der Regel eine allgemeine Blutdrucksenkung erfolgt, die nach der Stromunterbrechung rasch kompensiert wird. Nur selten kam es zu einer allgemeinen Blutdrucksteigerung. Demgegenüber zeigte der Netzhautarteriendruck während und nach der Stromdurchleitung eine Erhöhung, die meist am Auge, auf der Seite der Kathode, stärker war.

Es zeigt sich also, daß während der Vestibularisreizung der Netzhautarteriendruck meist den Veränderungen des allgemeinen Blutdruckes folgt, daß er aber am Ende der Vestibularisreizung eine meist vorwiegend einseitige vasopressorische Reaktion aufweist, die durch die kompensatorische Steigerung des allgemeinen Blutdruckes allein nicht erklärt werden kann. Möglicherweise spielt bei dieser einseitigen Wirkung eine direkte Reizung der sympathischen Fasern im Ohr eine Rolle; der Augeninnendruck wird vielleicht dadurch herabgesetzt, worauf der Netzhautarteriendruck relativ erhöht erscheint.

In dieser Hinsicht stellten MONNIER und STREIFF (1941 b) fest, daß umschriebene Hirnstammläsionen im Bereiche der Brücke und der Medulla oblongata ein Ausbleiben der sekundären pressorischen Netzhautarteriendruckreaktion oder sogar eine depressorische Netzhautarteriendruckreaktion auf Vestibularisreizung bewirken. Da bei diesen Versuchstieren gleichzeitig ein Claude-Bernard-Hornersches Syndrom bestand, nahmen die Autoren an, daß die sympathischen Bahnen im Hirnstamm unterbrochen waren. Dadurch konnte die depressorische Wirkung der Vestibularisreize vom Vasomotorenzentrum aus nicht mehr ausreichend ausgeglichen werden.

Diese Annahme wird noch durch die Beobachtung unterstützt, daß auch nach einseitiger Sympathicusdurchschneidung auf der Seite der stärker gereizten Cupula ampullaris keine Netzhautarteriendruckerhöhung mehr erfolgt. Auch nach beiderseitiger Sympathicusdurchschneidung bewirkt die Vestibularisreizung keine Netzhautarteriendruckerhöhung mehr, sondern höchstens eine beiderseitige Netzhautarteriendruckerniedrigung. Vor allem fehlt hier die sekundäre pressorische Reaktion in den Netzhautarterien.

Ergebnisse beim Menschen. Auch beim Menschen haben Untersuchungen über die Wirkung der Vestibularisreizung auf den allgemeinen Blutdruck zu uneinheitlichen Ergebnissen geführt. Einerseits wurde eine Blutdrucksenkung (WOTZILKA 1925 a, b, MARSIGLI 1934, COJAZZI 1937), anderseits eine Blutdruckerhöhung beobachtet (BILANCIONI 1920, KOTYZA 1936, DALLA TORRE und CANTELE 1937). WOTZILKA (1925 a, b), TALPIS und WOLFKOWITSCH (1929), GALAMINI (1936) sahen eine biphasische Reaktion, und zwar eine Blutdruckerhöhung, der eine Blutdruckherabsetzung folgte oder umgekehrt.

Die Herz- und Pulsfrequenz ist bei Vestibularisreizung meist herabgesetzt (NERI 1916, MAESTRANZI 1926, BRUZZONE 1926, CIURLO und SANTUCCI 1934, MARSIGLI 1934, MARINESCO, DRAGANESCO und BRUCH 1934). Es wurde aber auch eine Beschleunigung beobachtet (BILANCIONI 1920, VIALE 1923, DALLA TORRE und CANTELE 1937). Auch hier wurde eine biphasische Reaktion beschrieben, gekennzeichnet durch eine Verlangsamung während und durch eine Beschleunigung der Herz- und Pulsfrequenz nach der Vestibularisreizung (CIURLO und SANTUCCI 1934, GALAMINI 1936).

Die Wirkung der Vestibularisreizung auf den Netzhautarteriendruck wurde erstmals von WORMS und CHAMS (1931 d) untersucht. Nach der calorischen Vestibularisreizung beobachteten diese Autoren am Auge der gereizten Seite, eine Netzhautarteriendruckerhöhung während 25 Sekunden, der eine Netzhautarteriendrucksenkung während 45 Sekunden folgte.

STREIFF und BIANCHI (1939 a, b) haben calorische sowie rotatorische Vestibularisreizungen ausgeführt und kamen nach ihren Untersuchungen zum Schluß, daß es zu einer einseitigen Netzhautarteriendruckerhöhung kommt, und zwar auf der Seite, nach der die schnelle Komponente des Nachnystagmus ausschlägt.

BORSELLO und BRUNETTI (1940) wollen nach calorischer sowie rotatorischer Vestibularisreizung eine beiderseitige Netzhautarteriendruckerniedrigung beobachtet haben. Doch zeigt die genaue Analyse ihrer Protokolle, daß man diesen Autoren vorwerfen muß, daß als Netzhautarteriendruckänderung auch Variationen von 5 g oder weniger gezählt wurden. Wie wir bereits erwähnt haben (vgl. S. 16), kann man nur Druckänderungen von mindestens 10 g als sichere Variation anerkennen. Von den 20 untersuchten Fällen dieser Autoren bleiben bei kritischer Analyse nur etwa halb so viele, bei denen eine sichere Netzhautarteriendruckänderung angenommen werden kann. Ferner zeigt sich auch, daß die Netzhautarteriendruckänderung meist an einem Auge stärker ist und nicht, wie die Autoren angeben, beiderseits gleich ist. Ob diese einseitig stärkere Netzhautarteriendruckänderung, wie bei unseren Versuchen, auf der entgegengesetzten Seite auftritt, läßt sich nicht erblicken, da die Autoren die Seite der Vestibularisreizung nicht angegeben haben.

Zusammenfassend ergeben sich aus den zahlreichen Untersuchungen beim Versuchstier und Menschen folgende Schlußfolgerungen:

Die Schwankungen des Netzhautarteriendruckes werden primär von den Schwankungen des allgemeinen Blutdruckes bedingt, die selbst von den Blutdruckzüglern und den Kreislaufregulationszentren abhängig sind (pressorisches vasomotoren- und herzbeschleunigendes Zentrum in der Medulla oblongata). Die afferenten vagalen, glossopharyngealen oder vestibularen Erregungen aus den verschiedenen pressoceptiven Zonen dämpfen die Tätigkeit dieser bulbären Zentren und üben eine kreislaufentlastende Wirkung aus.

1. *Während der Vestibularisreizung kommt eine allgemeine Blutdrucksenkung mit Verlangsamung des Herzrhythmus im Sinne eines Kreislaufentlastungsreflexes vor. Nach der Vestibularisreizung kommt es dagegen zu*

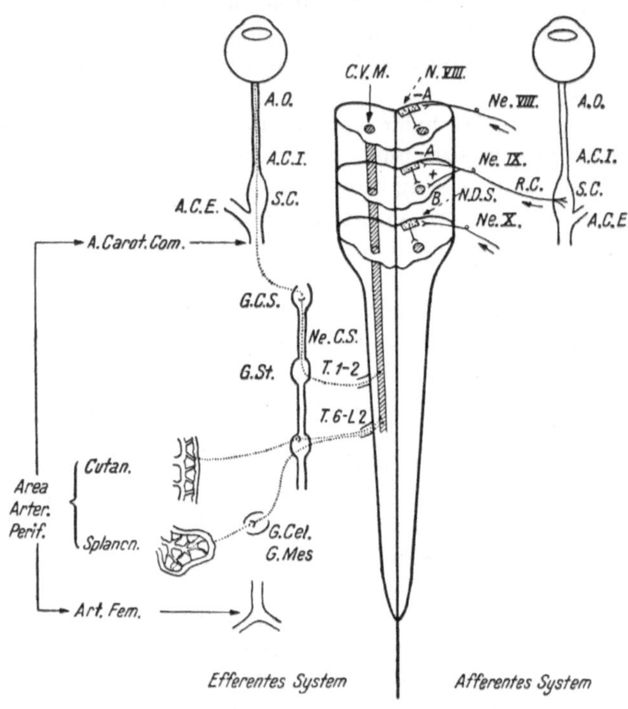

Abb. 12. Regulation des arteriellen Blutdruckes.

A. C. E. = Art. carotis ext.; A. C. I. = Art. carotis int.; A. O. = Art. ophtalmica; C. V. M. = Centrum vasomotorium: G. CEL. = Ganglium coeliacum; G. C. S. = Ganglium cervicale sup.; G. MES. = Ganglium mesentericum; G. ST. = Ganglium stellatum; L. 2 = Radix ventralis lumbalis 2; NE. C. S. = Nervus cervicale sup.; N. D. S. = Nucleus vagus dors.; N. VIII = Nucleus vestibularis; R. C. = Nervus sino-caroticus Hering (N. glossopharyngeus); S. C. = Sinus caroticus; T. 1—2—6 = Radices ventrales Nn. thoracales 1—2—6) VIII = Nervus vestibularis; IX = Nervus glossopharyngeus; X = Nervus vagus.

einer raschen Restitution des ursprünglichen Blutdruckes und manchmal sogar zu einer durch die Blutdruckzügler vermittelten kompensatorischen Blutdruckerhöhung. Dieser kompensatorische Effekt kommt jedoch beim narkotisierten Tier nur abgeschwächt in Erscheinung.

2. *Während der Vestibularisreizung schwankt der Netzhautarteriendruck meist beiderseits parallel mit der allgemeinen Blutdrucksenkung, weist dagegen nach der Vestibularisreizung eine kompensatorische pressorische Reaktion auf, die auf der Seite der stärker gereizten Cupula ampullaris*

stärker ist. Diese sekundäre, oft einseitige Netzhautarteriendruckreaktion läßt sich aber durch die kompensatorische Reaktion des allgemeinen Blutdruckes allein nicht erklären. Möglicherweise spielt dabei eine direkte Reizung sympathischer Fasern im Ohr eine Rolle.

4. Kopf- und Körperlagen.

Ergebnisse beim Versuchstier. MONNIER und STREIFF (1942 a, c) haben beim Kaninchen und bei der Katze die gleichzeitigen Druckänderungen in den Netzhautarterien und in der Arteria femoralis bei verschiedenen Körperlagen untersucht.

α) Die *Aufrichtung des Körpers* (Kopf nach oben) ruft nach diesen Autoren keine wesentliche Netzhautarteriendrucksenkung hervor, wenn das Tier in wachem Zustand ist. Demgegenüber bedingt sie in Narkose eine Netzhautarteriendrucksenkung. Es ist bekannt, daß die vertikale Körperstellung mit dem Kopf nach oben beim Kaninchen eine Senkung des allgemeinen Blutdruckes erzeugt. Diese kann durch die tonische Kontraktion der Splanchnicusgefäße auf die Dauer nicht mehr kompensiert werden, was schließlich zum Tode führt (SALATHÉ 1876). Parallel mit der allgemeinen Blutdrucksenkung sinkt auch der intrakranielle Druck (VON SCHULTEN 1884). M. und D. SCHNEIDER (1934) wiesen daraufhin, daß, wenn man das Kopfende des Versuchstisches um 40° hebt, entgegen den hydrostatischen Gesetzen keine Abnahme der Hirndurchblutung eintritt. Dies spricht für eine Druckregulierung, die dadurch zustande kommt, daß die Drucksenkung im Carotissinus eine Gefäßverengerung in der Peripherie und damit eine Blutverschiebung zugunsten des Hirnkreislaufes hervorruft (HEYMANS, BOUCKAERT, REGNIERS 1933). Nach Durchschneidung des Sinusnerven wird die Hirndurchblutung beim Aufrichten des Körpers (Kopf nach oben) nicht mehr geregelt und es kommt zu einem Druckabfall. Die Dämpfung der pressoceptiven Regulationsmechanismen durch die Narkose führt zum gleichen Resultat (MIES 1940, MONNIER und STREIFF 1942 a).

β) Bei *Senkung des Körpers* (Kopf nach unten) beobachteten MONNIER und STREIFF (1942 a) keine wesentliche Änderung des allgemeinen Blutdruckes. Demgegenüber trat in den Netzhautarterien eine vorübergehende Druckerhöhung auf, die beim tief narkotisierten Versuchstier besonders deutlich war.

MARK und SEIFERTH (1934) beobachteten beim Kaninchen in leichter Urethannarkose bei Kopftieflagerung eine allgemeine Blutdrucksenkung, die sie auf einen cervicalen Reflex zurückführen (Halsreflex).

γ) Die *Umdrehung des Körpers* von der Bauchlage in die Rückenlage bedingt keine merklichen Netzhautarteriendruckänderungen (MONNIER und STREIFF 1942 a).

Ergebnisse beim Menschen. Die *Wirkung der Körperlage* auf den allgemeinen Blutdruck wurde von zahlreichen Autoren beim Menschen untersucht. In *liegender Stellung* wurde ein höherer Blutdruck beobachtet als in sitzender oder stehender Lage (FRIEDEMANN 1891 und 1903, EKGREN 1902, COOK und BRIGGS 1903, GÄRTNER 1900, HILL 1898, BRUSH und FAYERWEATHER 1901). Auch in den Gefäßen der Hirnbasis soll der Druck beim Liegen höher sein VON (RECKLINGHAUSEN 1906). In *sitzender Stellung* soll der allgemeine Blutdruck höher sein als in stehender Lage. Anderseits wurde auch beim Übergang von der stehenden in die liegende Stellung eine Senkung des Blutdruckes beobachtet (BERENS, SMITH und CORNWALL 1928). BRUCH (1937) sah beim Aufrichten aus der horizontalen Lage, daß die Hirnpulsationen schwächer wurden, und das Hirnvolumen vermindert.

Die *Wirkung der Körperlage auf den Netzhautarteriendruck* wurde zuerst von BAILLIART (1919 b) untersucht, der darauf hinwies, daß normalerweise der Netzhautarteriendruck durch Lagewechsel nicht beeinflußt wird. Zum gleichen Schluß kamen auch SALVATI (1922), DUBAR (1933), RISER und seine Mitarbeiter (1939), FARNARIER (1938) und E. B. STREIFF (1943). Demgegenüber beobachteten BERENS (1929), D'OSVALDO (1933 b) und DE SANCTIS (1937), SIEDEK und FANTA (1942), daß der Netzhautarteriendruck in liegender höher ist als in sitzender Stellung; das Gegenteil wurde von DUSSELDORP und RIVOLTA (1933) gefunden. KAMOGAWA (1936 a, b, c, 1937 a, b) unternahm bei den Japanern Netzhautarteriendruckmessungen beim Übergang von sitzender in liegender Stellung in Abständen von 10 Minuten. Es zeigte sich zu Beginn eine Erhöhung des diastolischen und systolischen Netzhautarteriendruckes, der eine 30 Minuten dauernde Netzhautarterienerniedrigung folgte. Die Erniedrigungskurve ergab zuerst einen raschen, dann einen langsamen Abfall. Nach einer Stunde waren die Netzhautarteriendruckwerte in liegender immer noch tiefer als in sitzender Stellung. Der allgemeine Druck, die Pulszahl, das Kaliber der Netzhautgefäße, zeigten keine Veränderungen. KAMOGAWA erklärt diese Netzhautarteriendruckänderungen durch Variationen der Hämostatik, der Blutverteilung im Körper, des Gefäß- und Muskeltonus. Zum gleichen Schluß kommt auch HASEBE (1937 a). FRITZ (1935) findet bei Menschen mit normalem Vasomotorentonus keine bedeutende Netzhautarteriendruckvariationen, dagegen kommt es bei Patienten mit atonischem Gefäßsystem zu starken Netzhautarteriendruckschwankungen.

Auch auf den Augendruck hat die Körperlage einen Einfluß. So beobachtete RADNOT (1943), daß im allgemeinen der Augendruck beim Stehen bzw. Sitzen niedriger ist als beim Liegen. Der Unterschied soll sogar 5 mm Hg betragen, doch gibt es Fälle, wo der Augendruck durch die Körperlage unbeeinflußt bleibt. Unsere diesbezüglichen Untersuchungen bestätigen die Angaben von RADNOT, auch wenn die Druckunterschiede nur selten 4 bis 5 mm Hg, meist aber 1 bis 2 mm Hg betrugen.

Daß dieser Umstand bei der Messung des Netzhautarteriendruckes kaum einen Einfluß haben kann, geht aus den oben angebrachten Veränderungen des Netzhautarteriendruckes bei den verschiedenen Körperlagen hervor. Es zeigt sich vielmehr, daß Augendruck und Netzhautarteriendruck bei Lagewechsel des Körpers parallele Änderungen aufweisen.

Was nun die *Wirkung der Kopflage* auf den Netzhautarteriendruck betrifft, so haben STREIFF und BIANCHI (1939 a, b) beim Menschen beobachtet, daß normalerweise nur die Neigung des Kopfes nach vorn eine Netzhautarteriendrucksteigerung von 10 bis 20 g bedingt, während die anderen Kopfstellungen keinen Einfluß auf den Netzhautarteriendruck ausüben (vgl. S. 97). Ob diese Reaktion durch einen Halsreflex oder durch ein Queckenstedtsches Phänomen bedingt wird, bleibe dahingestellt (siehe auch S. 67).

Zusammenfassend ergibt sich aus zahlreichen Beobachtungen an Versuchstieren und Menschen:

1. Das Aufrichten des Körpers (Kopf nach oben) erzeugt normalerweise keine Senkung des allgemeinen Blutdruckes und des Netzhautarteriendruckes, da die Blutdruckzügler sofort kompensatorisch einwirken. Wird ihre Wirkung durch Narkose oder Krankheit abgeschwächt, so kann es zur Drucksenkung kommen.
2. Die Tieflagerung des Kopfes, der Übergang vom Stehen oder Sitzen zum Liegen erzeugt eine vorübergehende Zunahme des Netzhautarteriendruckes, die bald von einer parallelen, leichten Abnahme des allgemeinen Blutdruckes und Netzhautarteriendruckes gefolgt wird.
3. Die Neigung des Kopfes nach vorn bedingt auch eine leichte Netzhautarteriendrucksteigerung.

C. Humorale Regulierung des Netzhautarteriendruckes und des allgemeinen Blutdruckes.

Die vegetativen Funktionen werden nicht nur neural reguliert, wie wir es im vorherigen Abschnitt gesehen haben, sondern auch humoral gesteuert. Hier spielen Hormone, Ionen und Vitamine die Hauptrolle. Die Wirkung der Hormone besteht meist in einer Verstärkung und Verlängerung der neuralen Reizwirkungen. Die Bedeutung der Ionen und Vitamine bei der Regulierung der vegetativen Funktionen liegt weniger in einer direkten elektiven Beeinflussung der Ausführungsorgane als in der Herstellung einer adäquaten Funktionsbereitschaft; dadurch wird die Wirksamkeit der neuro-hormonalen Reize gefördert.

Wir werden hier Hormone als Regulierungsmittel wieder in zwei

Kategorien einteilen: 1. Ergotrope Wirkstoffe, die wie der Nutritionsreflex, den Blutkreislauf zugunsten der tätigen Organe des animalen Systems umstimmen. 2. Trophotrope bzw. endophylaktische Wirkstoffe, die wie der Entlastungsreflex, den Blutkreislauf zur Schonung zwingen und die Restitution der Zellen fördern.

Der Netzhautarteriendruck wird also in diesem Abschnitt als Indikator der humoral bedingten Funktionslagen des Organismus betrachtet.

1. Ergotrope Stoffe.

a) Adrenergische Stoffe.

Adrenalin: Die Einführung von Adrenalin in die Blutbahn führt zu einer Änderung der Blutverteilung in den einzelnen Abschnitten des Kreislaufapparats; die Lungen und Coronargefäße werden erweitert, die Gefäße der Eingeweide und der Haut stark verengert, die Hirngefäße dagegen nur leicht verengert. Was die Netzhautgefäße betrifft, so haben Untersuchungen über die Adrenalinwirkung zu Widersprüchen geführt. LAMACHE (1926), RISER und COUADAU (1936) beobachteten eine Gefäßerweiterung; DOYON (1890/91), GERHARDT (1900), KAHN (1904), HIRSCHFELDER (1915), COHEN und BOTHMAN (1927) eine Verengerung. VERFÜHRT (1937) berichtet über eine verlängerte Hyperämiephase in den Capillaren. DIVRY (1921) fand trotz Erhöhung des allgemeinen Blutdruckes keine Netzhautarteriendruck- oder Liquordruckveränderung. Demgegenüber beobachtete LEPLAT (1921) eine mit dem allgemeinen Blutdruck parallel verlaufende Erhöhung des systolischen Netzhautarteriendruckes. Auch der Netzhautvenendruck zeigt eine vorübergehende Steigerung. Der Augendruck bleibt unverändert. VILLARET und seine Mitarbeiter (1930) fanden beim Hund nach intravenöser Adrenalininjektion eine bedeutende Netzhautarteriendruckerhöhung.

Beim Menschen führt die subcutane oder intravenöse Verabreichung von kleinen Dosen Adrenalin zu einer Herabsetzung des Netzhautarteriendruckes (BIETTI 1938). Demgegenüber bewirkt die intravenöse Injektion von größeren Dosen eine Netzhautarteriendruckerhöhung (BIETTI 1938, SALA 1933), der eine Senkung unter die Ausgangswerte folgt.

Die subkonjunktivale Einspritzung von 0,1 ccm einer $1^0/_{00}$igen Lösung soll auch zu einer Netzhautarteriendrucksteigerung führen, wobei der systolische Blutdruck zunehmen, der diastolische und der intraokulare Druck abnehmen soll (ENDO 1936).

Zusammenfassend läßt sich also sagen, daß die Adrenalinverabreichung zu einer parallelen Steigerung des allgemeinen Blutdruckes und des Netzhautarteriendruckes führt.

In den letzten Jahren wurde der Einfluß verschiedener adrenalinähnlichwirkender Substanzen auf den Netzhautarteriendruck geprüft.

Cocain: Die Einführung eines mit Cocain durchtränkten Tampons in die Nase, soll den Netzhautarteriendruck erhöhen (GIANNINI 1934).

Sympatol: Dieser adrenergische Stoff soll nach ORZALESI und CASSUTO (1938b, c), BIETTI (1938), SIEDEK und FANTA (1942) in kleinen subcutan verabreichten Mengen eine Netzhautarteriendruckherabsetzung bewirken. Demgegenüber kommt es nach Verabreichung von größeren Dosen subcutan, intravenös oder per os zu einem Netzhautarteriendruckanstieg (JONA 1941, SIEDEK und FANTA 1942) mit einer mehr oder weniger sichtbaren Erweiterung der Netzhautgefäße. Der Augendruck bleibt unbeeinflußt oder wird herabgesetzt (JONA 1941: Verabreichung per os).

Veritol: Hohe intravenöse. intramuskuläre oder perorale Dosen erhöhen den Netzhautarteriendruck (JONA 1941 a, b). Gleichzeitig wird eine Verengerung der Netzhautgefäße beobachtet. Der Augendruck bleibt unbeeinflußt (JONA) oder wird herabgesetzt (SCHMIDT 1941). Die Zirkulation wird in anderen peripheren Gebieten gleichzeitig beeinflußt; Verengerung mit Steigerung des allgemeinen Blutdruckes (ADDARII 1941).

Sympamin (Phenylisopropylamin): In hohen Dosen intramuskulär oder per os soll Sympamin nach JONA (1941) eine leichte Netzhautarteriendruckherabsetzung (5 g) bewirken. Das Kaliber der Netzhautgefäße sowie der Augendruck weisen keine merklichen Veränderungen auf.

b) Schilddrüsen- und Hypophysenhinterlappenhormone.

Das Schilddrüsenhormon übt auf den Organismus deutliche ergotrope Wirkungen aus. SMITH (1938) beobachtete beim Kaninchen nach Verabreichung von menschlicher Thyreoidea schon am dritten Tag eine bedeutende Steigerung des Netzhautarteriendruckes und gleichzeitig auch eine Erhöhung des Blutdruckes in der Carotis communis. Die Gefäße am Augenhintergrund wurden erweitert. Auf den Augendruck sollen Schilddrüsenpräparate eine senkende Wirkung haben (HERTEL 1937, ACCARDI 1925), doch wurden auch negative Resultate beschrieben (PLICQUE 1924, SALVATI 1928, FUNAISHI 1924).

Vasopressin (Tonephin, Pitressin): Aus dem Hypophysenhinterlappen kann ein drucksteigerndes Hormon gewonnen werden, das überwiegend auf den distalen Anteil der Gefäße (Arteriolen und Präcapillaren) verengernd wirkt. Wie experimentelle Untersuchungen es gezeigt haben, erzeugt *Vasopressin*, ein ziemlich reiner Extrakt aus dem Hypophysenhinterlappen, eine Kontraktion der Carotis (DE BONIS und SUSANNA 1909, COW 1911, FRÄNKEL 1914, ROTHLIN 1920) und der Gehirngefäße (DIXON und HALIBURTON 1910, ROBERTS 1923, MIWA, OZAKI und SHIROSHITA 1928, LEY und DE LA FONTAINE VERWEY 1929, WOLFF 1929, SCHRETZENMAYR 1933, BOUCKAERT und JOURDAN 1936 a, b). Demgegenüber haben COW (1911), FLOREY (1925), HOWE und MACKINLEY (1927), SCHMIDT (1934) keine Veränderung der Hirngefäße beobachten können. FORBES, FINLEY und NASON (1934) sahen sogar eine Erweiterung der Gefäße der Pia eintreten. Nach VERFÜHRT (1937) soll die Blutdruckströmung in den Capillaren nach *Tonephin*verabreichung nicht eindeutig beeinflußt werden.

JONA (1941) konnte beim Menschen nach Verabreichung von Vasopressin keine Wirkung auf den allgemeinen Blutdruck und den Netzhautarteriendruck sehen. Der Augendruck wird herabgesetzt wie das von anderen Autoren bereits beschrieben wurde (FRANCESCHETTI und SCHLAEPPI 1940).

c) Zentrale Analeptica.

Coffein: ENDO (1936) beobachtete nach Verabreichung von Coffein (per os) eine Steigerung des allgemeinen Blutdruckes und eine Senkung des Capillardruckes. Auch auf die Gefäße des Gehirns hat Coffein je nach den Autoren verschiedene Wirkungen. Einerseits wurde eine Verminderung des Hirnvolumens (HEUPKE 1924) und eine Erniedrigung des Liquordruckes beobachtet, die als Folge einer Vasokonstriktion gedeutet wurden (STEVENSON, CHRISTENSEN und WORTIS 1929, DENKERS 1931). Anderseits wurde eine Gefäßerweiterung festgestellt (ROOY und SHERRINGTON 1890, WIECHOWSKY 1902, HIRSCHFELDER 1915, HANDOWSKY 1922, FINESINGER und PUTNAM 1933, BOUCKAERT und JOURDAN 1936a, b); FINESINGER (1932) sah dabei eine Erhöhung des Liquordruckes. Über inkonstante Wirkungen, einmal Gefäßerweiterung, einmal Gefäßverengerung berichteten KÜHN (1922), SHIROSHITA und OMURA (1930).

Auf den Netzhautarteriendruck sah BIETTI (1938) nach subcutaner Verabreichung keine konstante Wirkung; je nach dem wurde eine Erniedrigung oder eine Erhöhung des Netzhautarteriendruckes beobachtet.

2. Kreislaufentlastende Stoffe.

a) Cholinergische Stoffe.

α) **Cholinderivate.** *Cholin.* Die Cholinwirkung ist durch eine Erweiterung der Arterien und Präcapillaren in den peripheren Gefäßarealen mit gleichzeitiger Blutdrucksenkung gekennzeichnet, wenn nicht zu hohe Dosen verabreicht werden. Diese Wirkung ist jedoch nur vorübergehend, da das Cholin rasch abgebaut wird; es folgt bald darauf eine Blutdruckerhöhung.

Im Bereich der Hirngefäße beobachteten SCHRETZENMAYR (1933), BOUCKAERT und JOURDAN (1936 a, b) eine Vasodilatation.

Auf die Netzhautgefäße soll nach JONA (1941 a, b) die Einträufelung von Cholin in den Bindehautsack eine leichte Netzhautarteriendruckerhöhung zur Folge haben. Bei näherer Prüfung der Versuchsresultate zeigt sich, daß der Netzhautarteriendruck unbeeinflußt bleibt, da die angegebenen Differenzen von 2 bis 5 mm Hg praktisch nicht in Betracht kommen (vgl. S. 16). Subkonjunktival verabreicht, bewirkt es eine unbedeutende Netzhautarteriendruckherabsetzung, der eine leichte Netzhautarteriendruckerhöhung folgen kann. Der Augendruck bleibt praktisch unbeeinflußt.

Acetylcholin: Acetylcholin bewirkt eine Erweiterung der Hirngefäße (WOLFF 1929, BOUCKAERT und JOURDAN 1936 a, b) und eine Vermehrung des Blutzuflusses (M. und D. SCHNEIDER 1936). VILLARET und seine Mitarbeiter (1928, 1930 und 1932), COURLAND und KAHANE (1938) beobachteten normalerweise nach subcutaner Verabreichung von Acetylcholin eine kurz andauernde (6 Minuten) Netzhautgefäßerweiterung, die später von zahlreichen Untersuchern bestätigt wurde. Diese Netzhautgefäßerweiterung wird von einer leichten, aber länger andauernden Netzhautarteriendrucksenkung begleitet. Auch MARCHESINI (1935) sah eine leichte Netzhautarteriendruckherabsetzung eintreten. CORRADO (1939) bestätigte diese Befunde; er konnte aber auch eine Netzhautarteriendrucksteigerung feststellen. Nach POHORYLES (1934) kommt es nach retrobulbärer sowie nach subcutaner Einspritzung von Acetylcholin zunächst zu einer kurz dauernden Steigerung, sowohl des Netzhautarteriendruckes als auch des allgemeinen Blutdruckes (Schmerzreaktion), der eine Herabsetzung von längerer Dauer folgt.

FROMMEL und BISCHLER (1938) beobachteten beim Kaninchen nach subcutaner Verabreichung einen jähen Sturz des Netzhautarteriendruckes, der aber nie länger als eine Stunde anhielt. Danach war der Netzhautarteriendruck höher oder niedriger als der Ausgangswert.

Die Untersuchungen von VOISIN (1940) haben ergeben, daß es nach langsamer intravenöser Injektion von Acetylcholin zur bereits bekannten Erniedrigung des Netzhautarteriendruckes und des allgemeinen Blutdruckes kommt. Zugleich zeigt sich eine minimale Erweiterung der Netzhautarterien, die aber nach rascher Einspritzung ausbleibt, während eine Vasodilatation der Gefäße des Gesichts und des Rumpfes eintritt. VELHAGEN (1932) sah beim Kaninchen und bei der Katze nach intravenöser Einspritzung Abfall und Wiederanstieg des allgemeinen Blutdruckes und des intraokularen Druckes, parallel auftreten. Auch kleine Schwankungen spiegeln sich in beiden Kurven wieder. GALLOIS und DECHAMPS (1928), REDSLOB (1930), ROSSI (1931) hatten bereits eine hypotonisierende Wirkung auf den Augendruck beobachtet. Demgegenüber konnte JONA (1941) die Netzhautarteriendruck- und die Augendruckherabsetzung nicht bestätigen, während aber eine leichte, kurzdauernde Erweiterung der Netzhautgefäße auftrat.

Mecholyl, das den Augendruck herabsetzt (VILLARET, BESANÇON und GALLOIS 1931, MAGITOT 1939, CLARKE 1939) soll nach PUNTENNY (1940) nach retrobulbärer Verabreichung den allgemeinen Blutdruck leicht herabsetzen, die Netzhautgefäße unbeeinflußt lassen.

Doryl: Seit den Untersuchungen von VELHAGEN (1932) ist bekannt und verschiedentlich bestätigt worden (GALEAZZI 1934, FONTANA 1935, ACCARDI 1936, DE SANCTIS 1937, ALIQUO'-MAZZEI 1938, MAGITOT 1939, JONA 1941 a, b), daß Doryl den Augendruck vermindert. Was den Netzhautarteriendruck betrifft, so geht aus den Untersuchungen von JONA (1942) hervor, daß er vom Doryl unbeeinflußt bleibt, obwohl die Netzhautarteriel sich dabei leicht erweitern.

Lymphoganglin: Die subcutane und intravenöse Verabreichung von Lymphoganglin soll den Netzhautarteriendruck leicht herabsetzen (BIETTI 1938). Nach subkonjunktivaler Einspritzung ist die Netzhautarteriendruckherabsetzung stärker und von einer Gefäßerweiterung begleitet (JONA 1942). Die Einträufelung in den Bindehautsack ist wirkungslos. Auf den Augendruck hat das Lymphoganglin normalerweise eine leichte hypotonisierende Wirkung (SMALTINO 1936, JONA 1942).

β) **Pilocarpin, Eserin.** Die Einführung von Pilocarpin und Eserin in die Nase mittels Tampons soll auf den Netzhautarteriendruck keinen Einfluß haben (GIANNINI 1934). Demgegenüber sah ENDO (1936) nach Einträufelung von Pilocarpin (1%) und Eserin (0,5%) in den Bindehautsack eine Herabsetzung des allgemeinen Blutdruckes, des Augendruckes und des Capillardruckes im Bereich der Macula, was bereits von FISCHER (1925) beobachtet worden war.

Nach FISCHER (1925) soll auch Atropin und Homatropin den Capillardruck vermindern, den Netzhautarteriendruck jedoch unbeeinflußt lassen (GIANNINI 1934).

b) Histamin und tierische Gifte.

Histamin hat, bei niedriger Konzentration, hauptsächlich eine Dilatation der Capillaren zur Folge. ENDO (1936) beobachtete nach Histaminverabreichung eine Herabsetzung des Capillardruckes in der Macula lutea. In den Hirngefäßen nimmt die Amplitude und Frequenz der Pulsationen zu (BRUCH 1937) und es kommt zu einer Vasodilatation (BURN und DALE 1926, FORBES, WOLFF und COBB 1929, WEISS, LENNOX und ROBB 1929a, b). Bei Verabreichung größerer Histaminmengen kommt es zu einer allgemeinen Blutdrucksenkung, die nach RISER und Mitarbeiter (1939) 15% des ursprünglichen Druckes betragen soll. In der Arteria temporalis soll der Druckabfall 37%, in den Netzhautarterien 50% betragen.

Priscol (2-Benzyl-4,5-imidazoline Chlorhydrat Roche) wirkt erweiternd auf den arteriellen Anteil der Capillaren und erzeugt eine leichte Herabsetzung des allgemeinen Druckes. Der Netzhautarteriendruck nimmt dabei ab (SIEDEK und FANTA 1942).

Schlangengift: Cobranyl, Cobragift, die im Handel erhältlich sind, sowie das Gift der Naja Bungarns haben eine Herabsetzung des allgemeinen Blutdruckes zur Folge (ROGERS 1903, LAIGNEL-LAVASTINE und Mitarbeiter 1934, VERNES und KORESSIOS 1934), was durch eine Dilatation der peripheren Gefäße zustande kommen soll.

Bei normalen Menschen soll das Kaliber der Netzhautgefäße unbeeinflußt bleiben (BAILLIART und KORESSIOS 1934), beim Kaninchen dagegen eine Gefäßerweiterung auftreten (BAILLIART und KORESSIOS 1934,

Chassaing 1935). Unsere klinischen Untersuchungen haben gezeigt, daß nach retrobulbärer Einspritzung von Cobranyl der allgemeine Blutdruck und gleichzeitig der Netzhautarteriendruck an beiden Augen sinkt. Wie sich der Netzhautarteriendruck in pathologischen Fällen durch solche Gifte therapeutisch beeinflussen läßt, werden wir in einem späteren Kapitel sehen (vgl. S. 121). Der Augendruck wird beim Menschen herabgesetzt; beim Kaninchen bleibt er unbeeinflußt (Bailliart und Koressios 1934).

Bienengift: Nach Flury (1920) soll das Bienengift ein Übergang zwischen den eiweißfreien Sapotoxinen tierischer Herkunft, denjenigen der Schlangengifte und den Giften der Cantharidingruppe bilden. Das Bienengift erweitert die Capillaren und senkt den allgemeinen Blutdruck. Bei subkonjunktivaler Verabreichung von Forapin ließ sich keine Augendrucksenkung beobachten (Brecher 1935). Die Wirkung auf den Netzhautarteriendruck wurde nur in pathologischen Fällen untersucht (S. 121).

c) Sympathicolytische Stoffe.

Gynergen: Gynergen soll auf den Netzhautarteriendruck eine inkonstante Wirkung haben; einmal kommt es zu einer Netzhautarteriendruckerhöhung, einmal zu einer Netzhautarteriendruckherabsetzung (Giannini 1934, Bietti 1938).

Nicotinsäure und *Nicotinamid* (Vitamin P. P.): Casà (1939) beobachtete nach intraglutealer Einspritzung von Nicotinsäure eine Erweiterung der Netzhautgefäße sowie eine Senkung des Netzhautarteriendruckes und des allgemeinen Blutdruckes. Nach 45 Minuten wurden die Ausgangswerte wieder erreicht. Auch nach Fentado (1942) erweitert Nicotinsäure die Gehirngefäße; der Liquordruck nimmt zu. Der allgemeine Blutdruck und der Netzhautarteriendruck sollen unbeeinflußt bleiben. Nicotinamid scheint nach Casà (1939) weniger wirksam als Nicotinsäure zu sein.

d) Amylnitrit.

Nach Einatmen von Amylnitrit kommt es zu einer Erniedrigung des allgemeinen Blutdruckes und gleichzeitig zu einer Erhöhung des Netzhautarteriendruckes (Bailliart und Bollack 1921, Endo 1936). Der Augendruck soll herabgesetzt (Bailliart und Bollack 1921) oder erhöht werden (Endo 1936).

Amylnitrit erweitert auch die Netzhautgefäße (Fritz 1938 b, Puntenny 1940), erhöht nach Fritz den Netzhautarteriendruck oder läßt ihn unbeeinflußt nach Puntenny.

Anderseits beweisen zahlreiche Untersuchungen, daß Amylnitrit die Gefäße des Gehirns erweitert (Gärtner und Wagner 1887, Huerthle 1889, Pick 1899, Biedl und Reiner 1900, Cow 1911, Hirschfelder

1915, Heupke 1924, Florey 1925, Wolff 1929, Keller 1930, Schretzenmayr 1933, M. und D. Schneider 1934, Schmidt 1936, Bouckaert und Jourdan 1936 a, b).

Das *Hexamethylentetramin* soll den Netzhautarteriendruck leicht erhöhen, den allgemeinen Blutdruck aber herabsetzen und zu einer Verengerung der Art. centralis retinae führen (Bailliart und Levy 1935).

e) Anorganische Stoffe.

Sauerstoff: Nach rascher Inhalation größerer Quantitäten von Sauerstoff beobachteten Claude, Lamache und Dubar (1927) einen leichten Abfall des Netzhautarteriendruckes, dem eine Herabsetzung des Liquordruckes entsprach. Der Hyperventilationsversuch soll auch zu einer Senkung des Netzhautarteriendruckes und des allgemeinen Blutdruckes führen (Siedek und Fanta 1942).

Kalium und *Lithiumsalze* des Antimons bewirken beim Kaninchen anfänglich eine Gefäßverengerung, dann eine Erweiterung. Beim Menschen sinkt zuerst der Netzhautarteriendruck und wird nach 10 bis 15 Minuten wieder normal. Der allgemeine Blutdruck bleibt unbeeinflußt (de Nunno 1940).

Bleiacetat soll eine Verengerung der Netzhautarterien bewirken, angeblich mit Erhöhung des Carotisdruckes (Kinukawa 1938).

Septojod hätte nach Kinukawa (1938) eine ähnliche Wirkung.

Schwefelpräparate, die zu einer allgemeinen Reaktion mit Temperatursteigerung führen, erzeugen nach K. und J. Imachi, Marno, Nakayama, Saito und Shintani (1937) eine leichte Erniedrigung des allgemeinen diastolischen Blutdruckes sowie des Netzhautarteriendruckes. Der Augendruck bleibt annähernd konstant (vgl. S. 122).

D. Einfluß physikalischer Faktoren auf den Netzhautarteriendruck und den allgemeinen Blutdruck.

Barometrischer Druck.

Der Höhenaufenthalt kann beim Menschen zu einer Erhöhung des Blutdruckes führen, ebenso ein plötzlicher Luftdruckanstieg. Bei Barometerdruckstürzen beobachtet man vorerst eine vorübergehende Blutdrucksenkung, dann eine Blutdruckerhöhung. Beim Herannahen von Niederdruckgebieten werden fast immer Bludrucksteigerungen beobachtet (Durig 1932, Bartels 1905). Beim Versuchstier soll ein Abfall des barometrischen Druckes von 760 auf 380 mm Hg eine Erniedrigung des allgemeinen Blutdruckes bewirken (Lazarus und Schirmunski 1884).

Ascher (1938) fand bei barometrischen Unterdruckbedingungen kurz nach Erreichung des Druckminimums niedrige Netzhautarteriendruckwerte. Bei Überdruck kommt es am Ende des Versuches beim Erreichen des normalen atmosphärischen Druckes zu einer Netzhautarteriendruckherabsetzung. Demgegenüber beobachtete BUCALOSSI (1938) beim normalen Menschen in der Unterdruckkammer, daß Blutdruck und Augendruck steigen, so lange Unterdruck besteht. Bei Druckausgleichung sinkt dann der Augendruck wieder zur Norm; demgegenüber bleibt der Blutdruck oft noch lange etwas erhöht. Beide Drucke sind vom Ausmaß der Luftverdünnung in der Kammer abhängig. Es bestehen jedoch bedeutende individuelle Unterschiede.

Bäder. Warme Bäder sollen nach DURIG (1932) immer eine Senkung, kalte Bäder eine Steigerung des allgemeinen Blutdruckes bedingen.

Die Untersuchungen von IMACHI und seinen Mitarbeitern (1936) mittels des elektrischen Schwitzkastens ergaben ebenso eine mehr oder weniger starke Senkung des Netzhautarteriendruckes, wobei der Augendruck meist eine geringe Senkung oder eine leichte Erhöhung aufweist.

Kurzwellen führen zu einer während einigen Stunden anhaltenden Netzhautgefäßerweiterung (CARLOTTI, JACQUET und ROLAND 1936, FRITZ 1938 b, CORRADO 1938 und 1940). Der Netzhautarteriendruck wird dabei kaum beeinflußt, meist im Sinne einer unbedeutenden Druckherabsetzung (CARLOTTI, JACQUET und ROLAND, CORRADO). Der allgemeine Blutdruck bleibt unverändert (CORRADO). Der Augendruck soll herabgesetzt werden (CARLOTTI, JACQUET und ROLAND).

III. Der Netzhautarteriendruck und der intraokulare Druck.

A. Physiologische Grundlinien.

1. Intraokularer Druck und allgemeiner Blutdruck.

Der intraokulare Druck ist von der Elastizität der Bulbuswand und vom Füllungszustand des Bulbus abhängig. Letzterer ist bedingt durch das Volumen des Glaskörpers und des Kammerwassers, sowie durch den Blutgehalt der intraokularen Gefäße.

Damit der intraokulare Druck konstant bleibt, muß die in der Zeiteinheit abfließende Menge von Kammerwasser der hinzukommenden Menge gleich sein. Da jede dauernde Erhöhung des intraokularen Druckes die Blutversorgung des Auges und die Netzhautelemente beeinträchtigt, muß der intraokulare Druck genau reguliert werden. HENDERSON und STARLING (1904) haben das Vorhandensein eines solchen Ausgleiches experimentell nachgewiesen.

Der Kreislauf des Kammerwassers hängt vom Stoffwechsel ab, der durch eine dynamische Gleichgewichtsherstellung auf beiden Seiten der Capillarwand zwischen dem hydrostatischen und dem osmotischen Druck bedingt ist. Je nach den Druckverhältnissen kann also eine Strömung nach außen oder nach innen entstehen. Der Wechsel des Kammerwassers wird ferner durch ständige Druckänderungen beeinflußt, die im Auge durch Pulsationen, Atmung und Kontraktionen der Augen-, Orbita- und Lidmuskeln entstehen. So kann bei Druckzunahme eine kleine Flüssigkeitsmenge durch den Schlemmschen Kanal ausgepreßt werden, besonders wenn der Druck in der Augenkammer zunimmt. Schließlich wirken thermische Konvektionsströme in der Vorderkammer ebenso kreislauffördernd.

Der intraokulare Druck wird vom vegetativen Nervensystem reguliert. Die Untersuchungen von WESSELY (1908) zeigten, daß die Sympathicusreizung den Augendruck unter Kontraktion der intraokularen Gefäße und Verminderung der Gefäßwanddurchlässigkeit senkt, während die Sympathicusdurchschneidung zu leichter Augendrucksteigerung unter Erweiterung der intraokularen Gefäße führt.

Es interessieren uns hier die Verhältnisse zwischen dem allgemeinen Blutdruck, besonders dem Druck in den A. ciliares und dem intraokularen Druck.

PARSONS (1903) und LEBER (1903) haben bereits darauf hingewiesen, daß die Höhe des Blutdruckes in den intraokularen Gefäßen ein maßgebender Faktor für die Höhe des Augendruckes ist. Die Untersuchungen von WESSELY (1908), MAZZEI (1920) und OGAWA (1927) beim Versuchstier, von HOROVITZ (1916) und WESSELY (1918) beim Menschen haben bestätigt, daß der Augendruck in gesetzmäßigen Beziehungen zum allgemeinen Blutdruck steht. Besonders plötzliche grobe Schwankungen des allgemeinen Blutdruckes verursachen gleichsinnige Veränderungen des Augendruckes.

Die Kompression oder Ligatur einer Carotis erzeugt eine Senkung des intraokularen Druckes auf derselben Seite, während der gleiche Eingriff an der entgegengesetzten Carotis eine Drucksteigerung erzeugt (DUKE-ELDER 1932). Beim Menschen erzeugt die Kompression der Carotis eine Senkung des intraokularen Druckes von 2,5 mm Hg (GOLOVIN 1930). Die Reizung des distalen Endes des Vagus löst eine parallele Senkung des Blutdruckes und des intraokularen Druckes aus (ADAMUK 1867, SCHOELER 1879, VON SCHULTEN 1884, PARSONS 1903). Die Reizung des bulbären Vasomotorenzentrums, der Nervi splanchnici oder des proximalen Stumpfes eines sensorischen Nerven erzeugt dagegen eine Steigerung des allgemeinen sowie des intraokularen Druckes (VON HIPPEL und GRÜNHAGEN 1868, 1869, PARSONS 1903).

HENDERSON und STARLING (1904) haben gezeigt, daß der intraokulare Druck auch zunimmt, sobald der arterielle Blutdruck sich erhöht, jedoch nicht in entsprechender Proportion, was auf das Vorhandensein regulatorischer Schutzmechanismen schließen läßt.

Wenn der arterielle Druck von 70 auf 180 mm Hg zunimmt (Unterschied von 110 mm Hg), so steigt der intraokulare Druck von 23 auf 40 mm Hg. Er erhöht sich also nur um 17 mm Hg, was weniger als ein Sechstel der arteriellen Druckänderung bedeutet. Der Regulationsmechanismus scheint also sehr wirksam zu sein (PARSONS 1903, WESSELY 1908).

2. Intraokularer Druck und Capillardruck.

Der intraokulare Druck variiert parallel mit dem Capillardruck. Aus diesem Grund wird er vom allgemeinen arteriellen und venösen Blutdruck nur beeinflußt, wenn diese auf den Capillarkreislauf wirken. Letzten Endes ist es nur die Capillardruckhöhe, welche die Höhe des intraokularen Druckes bedingt. Wenn der Capillardruck unabhängig vom allgemeinen Blutdruck variiert, so wird auch der intraokulare Druck nur mit diesem variieren. Da nun der Capillardruck eine relativ unabhängige Regulation hat, ergibt sich, daß trotz erhöhtem Blutdruck der intraokulare Druck normal oder sogar vermindert erscheinen kann. Eine solche Dissoziation wurde durch Amylnitrit beim Tier (KOCHMANN und RÖMER 1914, WESSELY 1915) oder beim Menschen (BAILLIART und BOLLACK 1921) erzeugt. Diese Substanz senkt den allgemeinen Blutdruck, dilatiert aber gleichzeitig die Capillaren des Kaninchenohres und des Auges, wodurch der intraokulare Druck paradoxal steigen kann (DUKE-ELDER 1926 a, beim Hund). Umgekehrt kann eine Injektion von Adrenalin eine Senkung des intraokularen Druckes durch Verengerung der Capillaren trotz erhöhtem Blutdruck erzeugen (WESSELY 1915, DUKE-ELDER 1932).

3. Intraokularer Druck und venöser Blutdruck.

Der intraokulare Druck steht in enger Beziehung zum venösen Druck. Eine Steigerung des venösen Druckes durch Unterbindung der Venae vorticosae an ihrer Austrittstelle erzeugt eine Steigerung des intraokularen Druckes bis 80 bis 90 mm Hg. Die Druckhöhe variiert je nach dem Querschnitt der Vena ciliaris anterior und ihrer Anastomosen mit den Venae vorticosae. Die Ligatur der Venen in der Orbita oder die Behinderung des venösen Abflusses durch retrobulbäre Injektion hat ähnliche Wirkungen. Die Ligatur oder Kompression der Vena jugularis erzeugt dagegen weniger konstante Druckänderungen; bzw. nur eine leichte Steigerung. Die Unterbindung aller Venen durch *Drosselung des Halses*, Kompression des Thorax, des Abdomens oder der Vena cava ist dagegen wirksamer. Sie kann sogar zum Glaukom führen. Umgekehrt kann eine Senkung des lokalen Venendruckes durch Venaesectio eine Senkung des intraokularen Blutdruckes zur Folge haben.

B. Netzhautarteriendruck und Augeninnendruck.

Wir haben gesehen, daß der Augeninnendruck sowie der Netzhautarteriendruck vom allgemeinen Blutdruck direkt beeinflußt werden, so daß beide Drucke meist gleichzeitig und gleichsinnig mit diesem variieren. Es erhebt sich nun die Frage, ob der Netzhautarteriendruck vom intraokularen Druck beeinflußt werden kann und umgekehrt.

Schon BAILLIART (1930 c) hatte darauf hingewiesen, daß, wenn der Augendruck sich beim Glaukom dem diastolischen Netzhautarteriendruckwert nähert, die Zirkulationsverhältnisse der Netzhaut gestört werden. Bestätigend wirken in dieser Hinsicht die Fälle von Glaukom, die trotz eines stark erhöhten Augendruckes (50 bis 61 mm Hg) einen normalen Visus beibehalten, wenn ein wesentlich erhöhter Netzhautarteriendruck vorhanden ist (BAILLIART und TILLÉ 1932, SOBANSKI 1936 b) (vgl. S. 87).

Nach ALBRICH und KUKAN (1938 b) soll der Augendruck den Netzhautarteriendruck beeinflussen. Auch LINKSZ und RASKO (1939) finden zwischen dem Netzhautarteriendruck und dem Augendruck ein konstantes Verhältnis: letzterer ist höher als 24 mm Hg, wenn der diastolische Netzhautarteriendruck 65 mm Hg beträgt; er erreicht anderseits nie höhere Werte als 40 mm Hg, wenn der Augendruck unter 13 mm Hg ist. Nach diesen Autoren soll ein Abweichen vom normalen Verhältnis zwischen allgemeinem Blutdruck und Netzhautarteriendruck (1:1,4 bis 1,5) meist vom Augendruck bedingt sein. SOBANSKI (1936 b) und LAUBER (1938 a) sowie KACHOUK (1940) nehmen an, daß der diastolische Netzhautarteriendruck um 20 bis 40 mm Hg höher als der Augendruck sein muß, damit eine normale Netzhautzirkulation möglich sei.

Anderseits können die zirkulatorischen Verhältnisse in der Netzhaut durch einen relativ zu niedrigen Netzhautarteriendruck bei normalem Augendruck auch gestört werden. Diese Tatsache tritt am besten in Erscheinung, wenn der Netzhautarteriendruck in mm Hg ausgedrückt wird, d. h. nachdem der Augendruck berücksichtigt und die mit dem Ophthalmodynamometer gemessenen Netzhautarteriendruckwerte mittels Eichkurven umgerechnet wurden. Am genauesten sind in dieser Hinsicht die Eichkurven von MÜLLER, BRÜNIG und SOHR (1938; vgl. S. 13). Aus diesen geht hervor, daß wenn der Augendruck relativ hoch ist, ein kleinerer Druck ausgeübt werden muß, um die Arterienpulsation zu erzeugen und umgekehrt. Bei Versuchspersonen mit gleich hohem allgemeinem Blutdruck müßte also bei niedrigem Augendruck ein zu hoher Netzhautarteriendruck in Gramm gefunden werden und umgekehrt.

In der Praxis zeigt sich aber oft, daß das Verhältnis des Netzhautarteriendruckes zum allgemeinen Blutdruck konstant bleibt, während die umgerechneten Netzhautarteriendruckwerte in mm Hg bei niedrigem Augendruck verhältnismäßig zu niedrig und bei hohem Augendruck verhältnismäßig zu hoch ausfallen. Der Einblick in das normale Verhältnis zwischen Netzhautarteriendruck und allgemeinem Blutdruck könnte also durch die Berücksichtigung des Augendruckes gefälscht werden. STREIFF (1942) konnte diese Tatsache durch die Untersuchung von Versuchspersonen bestätigen, deren Augendruck an beiden Augen verschieden war. Während der Netzhautarteriendruck in Gramm in der Regel an beiden Augen der Hälfte des allgemeinen Blutdruckes entsprach, erhielt er auf der Seite des höheren Augendruckes einen verhältnismäßig höheren Netzhautarteriendruck in mm Hg, als am Auge mit niedrigem Augendruck. Solche Fälle sind relativ häufig und sprechen vielleicht für eine Anpassung des absoluten Netzhautarteriendruckes (in mm Hg ausgedrückt) an den Augendruck. Das normale Verhältnis des diastolischen Netzhautarteriendruckes zum allgemeinen Blutdruck wird aber gestört, während es bei Nichtberücksichtigung des Augendruckes konstant bleibt.

Aus diesen Tatsachen geht hervor, daß der Augendruck bei Bestimmung des Netzhautarteriendruckes berücksichtigt werden muß, besonders dann, wenn „absolute“ Werte verlangt werden. Wir haben ja gesehen, daß der Augendruck von lokalen, osmotischen, hydrostatischen und thermischen Faktoren sowie vom autonom regulierten Capillardruck abhängig ist. Er ist dagegen von den Schwankungen des arteriellen und venösen Druckes weniger abhängig. Deshalb kann er unter Umständen die absoluten Netzhautarteriendruckwerte fälschen.

In der Praxis ist die Berücksichtigung des Augendruckes, mit der Umrechnung in mm Hg der in Gramm gefundenen Werte zweckmäßig, wenn an beiden Augen verschiedene Netzhautarteriendruckwerte gefunden werden. In diesem Fall soll aber auch der allgemeine Blutdruck an beiden Aa. brachiales gemessen werden, denn wie bereits des öftern betont wurde, bleibt das Verhältnis des Netzhautarteriendruckes zum allgemeinen Blutdruck konstant und ist deshalb praktisch wichtig.

IV. Physiologische Schwankungen des Netzhautarteriendruckes.

A. Einfluß von Alter und Geschlecht.

Alter. Wir haben darauf hingewiesen, daß der Netzhautarteriendruck normalerweise in einem konstanten Verhältnis zum allgemeinen Druck steht, ob dieser hoch oder niedrig ist (vgl. S. 17).

Es ist eine bekannte Tatsache, daß mit dem Alter der allgemeine Blutdruck zunimmt (NIZZOLI; LEITOV und KAHN; JANEWAY 1904). Parallel dazu soll der Netzhautarteriendruck steigen (BLIEDUNG 1926, ABRAMOWICZ 1927, SOBANSKI 1936 d). Ein hohes Ansteigen des Blutdruckes ist jedoch keineswegs unbedingt gesetzmäßig für höheres Alter.

Bidault (1929) sah bei 21 Personen im Alter von 60 bis 70 Jahren: 8mal ein normales Verhältnis des Netzhautarteriendruckes zum allgemeinen Blutdruck, 11mal eine relative Erhöhung, 2mal eine relative Erniedrigung. Bei 6 Personen im Alter von 70 bis 80 Jahren ergab die Untersuchung kein entscheidendes Resultat. Bei 3 Greisen über 80 Jahren war der Netzhautarteriendruck relativ niedrig.

Es ergibt sich also, daß mit dem Alter der Netzhautarteriendruck im direkten Verhältnis zum allgemeinen Blutdruck steigt. Im hohen Greisenalter kann er dagegen zu niedrig sein.

Geschlecht. Nach Durig (1932) hat die Frau in der Jugend denselben oder einen niedrigeren allgemeinen Blutdruck als der Mann. Mit dem Ende der Dreißigerjahre beginnt der Blutdruck der Frau zu steigen; er übersteigt dann manchmal denjenigen des Mannes, und liegt bei ihr vom Klimakterium an beträchtlich höher (Wenkebach). Die meisten Autoren geben aber für die Frau im Durchschnitt niedrigere Werte an als für den Mann (Janeway 1904).

Aus unseren Untersuchungen geht hervor, daß eine relative Erhöhung oder Herabsetzung des Netzhautarteriendruckes nicht in Beziehung zum Geschlecht, sondern zum allgemeinen Blutdruck steht. Es herrscht somit für den Netzhautarteriendruck bezüglich des Geschlechts dieselbe Regel wie für den allgemeinen Blutdruck.

B. Einfluß verschiedener Funktionszustände.

1. Ergotrope Funktionszustände.

Körperliche Anstrengung. Die fördernde Wirkung der körperlichen Arbeit auf den allgemeinen Blutdruck und den Netzhautarteriendruck wurde als Beispiel der Wirkung eines Nutritionsreflexes (vgl. S. 21) schon eingehend erläutert.

Psychische Aufregung. Bekanntlich können Angst und Schrecken den Blutdruck erhöhen. So führen verschiedene schreckerzeugende Reize zu einer plötzlichen Erhöhung des Netzhautarteriendruckes, vor allem des systolischen Druckes, der nach einer halben Stunde meist eine Herabsetzung des Netzhautarteriendruckes folgt. Die Netzhautarteriendruckänderungen verlaufen parallel mit Schwankungen des allgemeinen Blut- und Liquordruckes (Dubar 1927, Dumas, Lamache und Dubar 1927).

Unsere Untersuchungen mit A. Montandon (1941), die auf einer 15 m hohen und 40 m langen Rutschbahn unternommen wurden, zeigten meist nach der ersten Abfahrt eine relative Netzhautarteriendruckerhöhung. Nach der zweiten Abfahrt kam es zu ganz unbedeutenden Netzhautarteriendruckänderungen. Diese Druckerhöhung kann durch die Aufregung der raschen Abfahrt erklärt werden.

2. Trophotrope Funktionszustände.

Schlaf. Im Schlaf ist der Blutdruck am niedrigsten (JANEWAY 1904, DURIG 1932). Es ist anzunehmen, daß auch der Netzhautarteriendruck dieser Herabsetzung folgt, obschon aus selbstverständlichen Gründen keine Untersuchungen vorgenommen wurden.

Verdauung. Nach den Mahlzeiten soll der Blutdruck steigen (GUMPRECHT 1900, JELLINEK 1900, KARRENSTEIN 1903, SOMMERFELD 1901, COOK 1903, DURIG 1932). Von anderen Autoren wurde eine Blutdruckherabsetzung als Folge einer Gefäßerweiterung im Splanchnicusgebiet festgestellt (WEISS 1900, JANEWAY 1904).

LOBEL (1937) gibt an, daß nach den Mahlzeiten der Netzhautarteriendruck im Einklang mit der Erhöhung des allgemeinen Blutdruckes leicht zunimmt.

Menstruation. Während der Menstruation soll der allgemeine Blutdruck eine Herabsetzung aufweisen (WIESSNER 1899, ROSSE 1902, FEDERN 1902). Demgegenüber sollen CLAUDE, LAMACHE und DUBAR (1928 a) einen erhöhten Netzhautarteriendruck beobachtet haben; es handelte sich zwar um eine Patientin, die während der Menstruation leichte psychische Störungen aufwies.

Schwangerschaft. Während der letzten Periode der Schwangerschaft kommt es meist zu einer Erhöhung des allgemeinen Blutdruckes, der nach der Entbindung eine Blutdruckherabsetzung folgt. Nach den Untersuchungen von HANSEN (1942) soll es in der Frühschwangerschaft in der Hälfte der Fälle zu einer allgemeinen Blutdrucksenkung kommen. Demgegenüber besteht am Ende der Schwangerschaft nur selten eine Blutdruckherabsetzung.

Bezüglich des Netzhautarteriendruckes wurden mehrere Untersuchungen vorgenommen. BAILLIART (1923) soll verschiedentlich während der Schwangerschaft eine Erhöhung des Netzhautarteriendruckes beobachtet haben. Auch AGLIALORO (1936) fand eine relative Netzhautarteriendruckerhöhung, die in den letzten Schwangerschaftsmonaten noch zunahm. BARATTA (1937 b) und SUGANUMA (1937 d) konnten diesen Befund bestätigen. Es wurde sogar angenommen, daß wenn der Netzhautarteriendruck bei früher gesunden Frauen während der Schwangerschaft bedeutend steigt, diese Steigerung als erstes und vielleicht einziges Zeichen einer drohenden Eklampsie verwertet werden kann (vgl. S. 116) (SUGANUMA 1937 d, VANCEA und JONESCU 1942).

Demgegenüber sah VANCEA (1930) in 76% seiner 50 Schwangerschaftsfälle im 4. bis 9. Monat eine relative Netzhautarteriendruckherabsetzung. Nach der Entbindung bestand immer eine Netzhautarteriendruckherabsetzung. Nach FERRARI (1932) kommt es meist zu einer leichten Netzhautarteriendrucksenkung, doch innerhalb der physiologischen Grenzen.

In den ersten Schwangerschaftsmonaten scheint also eine allgemeine sowie eine relative Netzhautarteriendruckherabsetzung zu bestehen, der nach der Geburt eine leichte relative Netzhautarteriendruckerhöhung folgt. Was den Augendruck betrifft, wurde meist eine leichte Hypotonie beobachtet (FERRARI 1932, IMRE 1937, GROSZ 1937, PATAT 1938).

Zusammenfassend läßt sich also sagen, daß auch bei den trophotropen Zuständen unter physiologischen Verhältnissen der Netzhautarteriendruck in enger Beziehung zum allgemeinen Blutdruck steht.

V. Der Blutdruck in den Netzhautcapillaren.

A. Physiologische Grundlinien.

Man kann den Capillardruck dadurch bestimmen, daß man von außen her einen Druck auf das Gewebe (Haut, Schleimhaut) mittels einer Recklinghausen-Kapsel ausübt und den Wert notiert, bei welchem das Gewebe blaß zu werden beginnt. Die Fehlerquellen eines solchen Verfahrens sind aber beträchtlich. Der nach dieser Methode gemessene Capillardruck ist niedrig und variiert nach den verschiedensten hämodynamischen Bedingungen. Er nimmt vor allem bei Erweiterung der Arteriolen zu und umgekehrt.

Man kann den Capillardruck durch Einführen einer Mikropipette in das Capillargefäß direkt messen. Die mit farbiger physiologischer Lösung gefüllte Mikropipette wird dann mit einem Wassermanometer verbunden. Falls der Capillardruck größer ist als der Wasserdruck im Manometer, fließt das Blut in die Pipette ein. Moderne, genaue Messungen von LANDIS (1930) nach obiger Methode haben einen Druck von 32 mm Hg im arteriellen und von 12 mm Hg im venösen Anteil der Hautcapillaren ergeben.

Da die Widerstände zwischen den Arterien und den Capillaren äußerst variabel sind, steht der Capillardruck in konstanterem Verhältnis zum Venendruck als zum Arteriendruck. Eine Senkung des arteriellen Blutdruckes hat notwendigerweise eine Senkung des Capillardruckes zur Folge, deshalb können Schwankungen des Capillardruckes objektiv nur erfaßt werden, wenn der Druck gleichzeitig in den afferenten und efferenten Gefäßen bestimmt wird. Wenn in beiden der Druck parallel steigt oder fällt, so kann man mit Sicherheit daraus schließen, daß auch der Capillardruck zu- oder abgenommen hat. Falls aber der arterielle sowie der venöse Druck in entgegengesetzten Richtungen schwanken, kann über die Änderung des Capillardruckes nichts mehr mit Sicherheit gesagt werden.

Die oben erwähnten Methoden zur Messung des Capillardruckes an der Körperoberfläche lassen sich nicht ohne weiteres für die Bestimmung des Netzhautcapillardruckes anwenden. Jeder intraokulare Eingriff und jeder Außendruck auf das Auge beeinflussen nämlich den Augeninnendruck: hierdurch wird der venöse Druck und dadurch der Capillardruck zwangsmäßig geändert. Die Druckverhältnisse in den Netzhautcapillaren sind noch variabler als in den Hautcapillaren, so daß man nie den Netzhautcapillardruck erfassen kann, ohne gleichzeitig die Druckbedingungen in den benachbarten Arteriolen und Venolen genau zu berücksichtigen. DUKE-ELDER (1926 a, b, 1932) rechnet auf diese Weise, daß, wenn der Netzhautarteriendruck 65 bis 85 mm Hg und der Netzhautvenendruck 1 bis 2 mm mehr als der intraokulare Druck (20 bis 25 mm Hg) beträgt, die Werte des Netzhautcapillardruckes zwischen dem diastolischen Netzhautarteriendruck und dem Netzhautvenendruck liegen dürften, also zwischen 64 und 27 mm Hg. Da aber der Hauptdruckabfall meist in den arteriellen Präcapillaren stattfindet und der Blutabfluß aus dem Auge durch verengerte Venen etwas angehalten wird, dürfte der Druck im arteriellen Anteil der Netzhautcapillaren beträchtlich niedriger sein als der diastolische Netzhautarteriendruck und anderseits beträchtlich höher als der Netzhautvenendruck; er könnte demnach zwischen 50 und 55 mm Hg schwanken.

B. Methoden der Druckmessung.

Die Messung des Netzhautcapillardruckes in der Klinik beruht auf indirekten Methoden, die zu verschiedenen, wenig zuverlässigen Resultaten geführt haben. BLIEDUNG (1924 b) und DIETER (1925) glaubten, den Netzhautcapillardruck durch den Außendruck ausdrücken zu können, der einen ophthalmoskopisch wahrnehmbaren Capillarpuls im Bereich der Papille oder eine entoptisch wahrnehmbare Unterbrechung der Capillardruchströmung erzeugt.

Der Apparat von DIETER (1925, 1928). Ein Stempel befindet sich am Ende eines 9 cm langen Stiftes, an deren anderem Ende eine Metallplatte angelötet ist. Der Stift bewegt sich in zwei in Öl gehärteten Stahlringen. Auf der fein polierten Metallplatte schleift eine kleine Glaskugel, die an einem rechtwinklig gebogenen Stahldraht angeschmolzen ist. Letzterer ist mit einem Zeiger fest verbunden. Dieser bewegt sich in einem Lager auf Stahlspitzen und ist mit einem Gewicht von 40 g belastet, das mittels einer Schraube an beliebiger Stelle festgeklemmt werden kann. Die Zeigerstellung wird an einem Gradbogen abgelesen (1 bis 90°). Der Apparat ist an einem Universalstativ befestigt, das eine Verschiebung des Stiftes in vertikaler und horizontaler Richtung senkrecht gegen das Auge ermöglicht. Vor jeder Bestimmung wird der Augendruck gemessen, daraufhin der Capillardruck durch den Druck bestimmt, bei welchem die Strömung der Blutkörperchen in den Netzhautcapillaren entoptisch wahrgenommen wird.

Mit dieser Methode kommt DIETER zum Schluß, daß der Netzhautcapillardruck etwa 51 mm Hg beträgt. SERR (1926) bestreitet diese

Resultate und nimmt an, daß der Capillardruck zwischen 30 und 45 mm Hg, d. h. zwischen dem venösen Druck und dem diastolischen Netzhautarteriendruck schwankt. Auch BAILLIART (1923) nimmt einen Wert von 30 mm Hg an. KUKAN (1936 a) rechnet 28 bis 36 mm Hg, UYEMURA (1936) 23 mm Hg für den diastolischen und 34 mm Hg für den systolischen Druck. LIDA und ADROGUÉ (1926 b) fanden Druckwerte von 38 bis 41 mm Hg bei Auftreten der entoptischen Erscheinungen, und Druckwerte von 69 bis 71 mm Hg beim Aufhören derselben. Nach den Untersuchungen von LIEBESNY (1923) würde im obengenannten Fall der Netzhautcapillardruck nur 38 bis 41 mm Hg betragen.

BAURMANN (1924) glaubt nicht, daß man aus diesen entoptischen Untersuchungen den Capillardruck ermessen kann. Er nimmt an, daß der Druck auf der arteriellen Seite etwas unter 60 mm Hg und auf der venösen Seite bei 30 bis 32 mm Hg liege [DUKE-ELDER (1932) findet kleinere Werte: 50 bis 55 mm Hg bzw. 21 bis 26 mm Hg (1926)].

FRITZ (1937 a) bestimmt den Capillardruck aus dem Blaßwerden der Papille bei Druck mittels eines Ophthalmodynamometers. Wie subjektiv aber diese Methode ist, wurde bereits hervorgehoben.

Nach DEUTSCH, EHRENTEIL und PEIRSON (1941) soll normalerweise der Capillardruck 10 bis 25 mm Hg unter dem systolischen Druck sein.

C. Ergebnisse der Druckmessung.

Alle Versuche, den Netzhautcapillardruck indirekt zu bestimmen, stoßen auf die gleichen prinzipiellen Schwierigkeiten: der auf den Bulbus ausgeübte Außendruck ändert oft die Kreislaufbedingungen im Auge der-

Tabelle V.

Autor	Jahr	Arterieller Präcapillardruck in mm Hg	Netzhautcapillardruck in mm Hg	Venöser Präcapillardruck in mm Hg
BAILLIART	1923	—	30	—
SMITH-PRIESTLEY	1923	—	40	—
LIEBESNY	1923	—	41—38	—
SEIDEL	1924	—	30	—
BAURMANN	1924	60	—	32—30
FISCHER	1925	—	50	—
DIETER	1925	—	51,5	—
DUKE-ELDER	1926	—	50—55	—
LIDA-ADROGUÉ	1926	71—69	—	—
SERR	1926	—	45—30	—
SERR	1928	—	30	—
KUKAN	1936	—	28—36	—
UYEMURA	1936	—	23—34	—
KEIL	1937	—	30	—
DEUTSCH-EHRENTEIL-PIERSON	1941	75—60	—	—

art, daß er nicht den Netzhautcapillardruck, sondern den systolischen Druck in der A. centralis retinae oder den in der A. ophthalmica ausdrückt. Deshalb sind die für die Netzhautcapillaren angegebenen Druckwerte äußerst variabel, ebenso wie die der Schleimhautcapillaren. Man darf jedoch annehmen, daß die niedrigere Grenze des Netzhautcapillardruckes höher liegt als diejenige des Augeninnendruckes, d. h. über 20 bis 25 mm Hg und die höhere Grenze tiefer als diejenige des systolischen Netzhautarteriendruckes (65 mm Hg). Dieser Satz gilt natürlich nur für normale Bedingungen und darf nicht als absolute Regel betrachtet werden. Tabelle V faßt die ziemlich variablen Grenzwerte verschiedener Autoren zusammen.

Als approximative Durchschnittswerte würden wir also für den arteriellen Anteil der Netzhautcapillaren einen Druck von 65 bis 55 mm Hg (bei einem systolischen Netzhautarteriendruck von 65 mm Hg), im eigentlichen Capillarabschnitt einen Druck von 55 bis 50 mm Hg und im venösen Anteil einen Druck von 27 bis 22 mm Hg annehmen.

D. Die körnige Strömung.

Dieses Phänomen, das spontan bei der Embolie der Zentralarterie des öftern zur Erscheinung kommt und erstmals von von Jäger (1854) beschrieben wurde, kann künstlich durch Druck auf das Auge hervorgerufen werden. Es läßt sich allerdings nicht in jedem Auge gleich leicht erzeugen; bei manchen Personen genügt schon ein kurzer und leichter Druck auf das Auge, bei anderen muß man länger und stärker drücken. Meist sieht man es zuerst in den Venen auftreten; bei weiter fortgesetztem Druck kann man es auch in den Arterien wahrnehmen, wobei die Zirkulation in den Arterien und Venen doch in normaler Richtung erfolgt. Wenn der Druck noch weiter gesteigert wird, so kehrt sich die Strömung in den Arterien um und geht gleichgerichtet mit jener in den Venen, also zentripetal.

Wir haben, wie auch andere Autoren, beim Versuchstier, kurz vor dem Tode manchmal eine spontane oder eine durch leichten Druck erzeugte körnige Strömung beobachtet. Diese blieb manchmal kurze Zeit stehen; sie konnte sich auch in der bisherigen Richtung oder rückläufig bewegen. Beim Tode hörte jede Strömung auf.

Während Dimmer (1921) und Bailliart (1923) diesem Phänomen keine praktische Bedeutung zuschreiben, will Fritz (1937 b) ein Mittel darin sehen, die Durchblutung der Netzhaut zu untersuchen. Er beobachtete, daß bei einem Druck auf das Auge, der einem zwischen Maximum und Minimum des Netzhautarteriendruckes gelegenen Wert entspricht, in der Zentralvene zuerst eine raschere Strömung erscheint, die sich allmählich immer mehr verlangsamt. Diese hört auf, wenn die Arterie vollständig komprimiert ist. Die körnige Strömung tritt aber eigentümlicherweise gewöhnlich erst mit einer Verspätung von 2 bis 3 Sekunden ein. Sie soll bei einem und demselben Individuum stets konstant sein, bei verschiedenen Individuen früher oder später auftreten. Sie erscheint bei einer gewissen Stärke der Kompression des Auges, weil diese letztere eine Verringerung des Blutabflusses durch Verengerung der stromaufwärts gelegenen Gefäße verursacht. Bei guten Abflußbedingungen erscheint die körnige Strömung bei einem dem systolischen Netzhautarteriendruck naheliegenden Druck, während bei schlechten Abflußbedingungen dieses Phänomen schon in der Nähe des diastolischen Netzhautarteriendruckes auftritt. In den Fällen, wo die körnige Strömung jedoch nicht zu sehen ist, nimmt FRITZ an, daß bei diesen besonders gute Abflußbedingungen vorhanden sein müssen. Die Ursache der körnigen Strömung wird in dem Verhalten der Arterien gesucht und ihre Erscheinung durch folgende Formel ausgedrückt:

$$D = k + k' \frac{C\,V\,G - \text{Minimum}}{\text{Maximum} - \text{Minimum}}.$$

D entspricht der Durchblutung, k und k' einer Konstante für das Minimum bzw. Maximum, bei dem das Auftreten einer körnigen Strömung möglich ist, CVG demjenigen Grad der Kompression, der die körnige Strömung erzeugt. In gewissen Fällen dürfte es nach FRITZ möglich sein, aus dieser Formel die Durchblutungsbedingungen der Netzhaut zu beurteilen.

Vom funktionellen Standpunkt aus versteht man das Phänomen der körnigen Strömung besser, wenn man es mit gewissen Vorgängen im Capillarkreislauf der Froschhaut vergleicht. Die Beobachtung zeigt dort, daß die Strömungsgeschwindigkeit in den Capillaren stoßweise zu- oder abnimmt, sobald die Arteriolen und arteriellen Präcapillaren sich stark kontrahieren. Wird der Gefäßquerschnitt auf ein Minimum reduziert, so gleiten die Blutkörperchen eines nach dem anderen langsam fort, wobei ihre Gestalt sich momentan deformieren kann. Allem Anschein nach beruht das Phänomen der körnigen Strömung auf ähnlichen Querschnittsänderungen im Bereich der Netzhautcapillaren und Präcapillaren.

VI. Der Blutdruck in den Netzhautvenen.

A. Anatomisch-physiologische Grundlinien.

Das venöse Blut fließt aus der Augenhöhle in die V. ophthalmica sup. und aus der Orbita, unter normalen Verhältnissen, sowohl in die äußeren Gesichtsvenen über die V. angularis als auch in den Sinus cavernosus über die V. ophthalmica ab. Bei größeren Blutdruckschwankungen in der Schädelhöhle kann aber Blut aus den Gesichtsvenen in den Sinus cavernosus und umgekehrt aus dem Sinus cavernosus durch die V. ophthalmica in die Gesichtsvenen strömen; das Fehlen von Klappen in den V. ophthalmicae ermöglicht eine derartige Umkehrung des Blutstromes. In der Nähe des Augenhöhlengrundes nimmt die V. ophthalmica sup. in der Regel die V. ophthalmica inf. auf, die manchmal jedoch auch selbständig in den Sinus cavernosus einmünden kann. Die V. ophthalmica inf. steht durch die Fissura orbitalis inf. mit dem dichten Plexus pterygoideus und mit der V. facialis anterior in Verbindung (Abb. 13).

Jede Steigerung des Liquordruckes erschwert den venösen Abfluß aus dem Auge; die Venen des Augenhintergrundes sind in solchen Fällen gestaut und die Papille des Nervus opticus erscheint angeschwollen (Stauungspapille).

Der Venendruck kann direkt oder, wie der Capillardruck, indirekt gemessen werden. Ein Gummiring, dessen Inneres mit einem Wassermanometer und einer Luftpumpe verbunden ist, wird zwischen den Hautvenen und einer Glasplatte eingelegt. Der Innendruck des Gummiringes wird allmählich durch Einpumpen von Luft gesteigert, bis die durch die Glasplatte im Zentrum des Gummiringes sichtbaren Venen kollabieren. In diesem Moment entspricht der Venendruck dem Gegendruck im Gummiring. Das Druckgefälle im gesamten Kreislaufapparat erweist sich bei jungen Leuten in Ruhelage am niedrigsten in den Nackenvenen. Der Mitteldruck beträgt auf den verschiedenen Stufen folgende Werte: A. carotis: 90 mm Hg; A. radialis: 85 mm Hg; Capillaren: 30 bis 10 mm Hg; V. jugularis: 0 bis 8 mm Hg. Da zwischen den Venen und dem Herzen kein wesentlicher Widerstand vorhanden ist, genügt ein geringer Druck, damit das Blut durch die Venen befördert wird. Dieser periphere Venendruck wird aber von der Kreislaufgröße in den entsprechenden Arterien hochgradig beeinflußt. So erzeugt die Unterbindung einer Arterie eine Blutdruckabnahme in den kleinen Venen des gleichen Organs, die in den großen herznäheren Venen bis auf die Hälfte des ursprünglichen Druckes gehen kann.

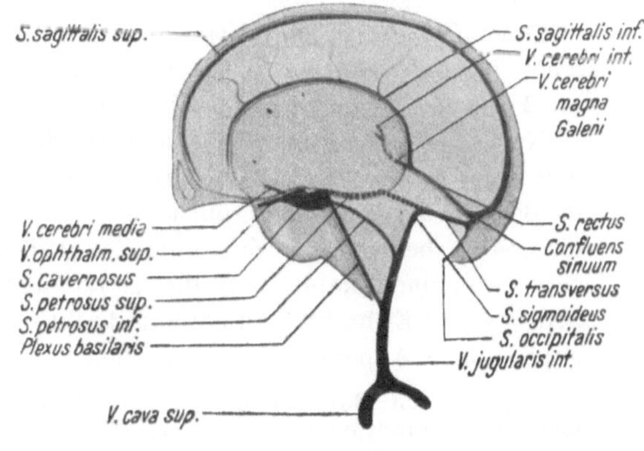

Abb. 13. Venöser Blutabfluß aus dem Kopf (Tafel von MONNIER).

Schließlich sei noch auf eine Erscheinung aufmerksam gemacht, die für den Ophthalmologen von Bedeutung sein kann. An den großen herznahen Venen kann man physiologischerweise schon einen Venenpuls feststellen. Dieser Venenpuls wird durch rhythmische Unterbrechungen des venösen Blutzuflusses zum Herzen infolge von Druckschwankungen im

Vorhof verursacht. Die maßgebenden Faktoren solcher Druckschwankungen sind die Vorhofsystole und gelegentlich auch die ansaugende Wirkung der Ventrikelsystole. Schließlich kann ein mit dem Carotispuls synchron verlaufender „Venenpuls" (positiver Venenpuls) bei Tricuspidalinsuffizienz in den Jugularvenen auftreten.

B. Methoden der Druckmessung.

Der Netzhautvenendruck kann, wie der Hautvenendruck, direkt oder indirekt gemessen werden.

Duke-Elder (1926 a) konnte durch Einführung einer Mikropipette in eine Netzhautvene direkt feststellen, daß der Netzhautvenendruck etwa um 2 mm Hg höher ist als der intraokulare Druck.

Nach der indirekten Methode wird der Netzhautvenendruck durch denjenigen Außendruck auf den Bulbus bestimmt, bei welchem die Venen im Bereich der Papille zu pulsieren anfangen. Diese Venenpulsationen hören aber bei weiterer Zunahme des Außendruckes rasch auf, woraus man entnehmen kann, daß die Netzhautvenendruckwerte meist sehr niedrig sind. Es mußten zu deren indirekten Bestimmung ganz besonders empfindliche Apparate gebaut werden.

Apparat von Seidel (1923). Ein kleines zylindrisches Glasgefäß, das nach unten durch eine durchsichtige Kapsel (Pelotte) verschlossen ist, wird mit Wasser gefüllt und auf der Seite mit einem Manometer verbunden. Die von der Manometerflüssigkeit halbkugelig vorgewölbte Membran (Pelotte) wird auf eine gut sichtbare episklerale oder ciliare Vene gesetzt. Der Druck in der Pelotte wird durch allmähliche Hebung einer angeschlossenen Mariotteschen Flasche erhöht, bis man die Vene durch die durchsichtige Membran kollabieren sieht. Der am Manometer abgelesene Druck ist dann nur um ein Geringes höher als der venöse Blutdruck.

Abänderungen des Ophthalmodynamometers von Bailliart. Da das Ophthalmodynamometer von Bailliart die Messung sehr niedriger Druckwerte nicht erlaubt, wurde in diesem Instrument von Dubar und Lamache (1929) eine besonders empfindliche Feder eingebaut, die Werte von 0 bis 30 g messen läßt. Auch die Apparate von Sobanski (1936 a), Müller, Brünig und Sohr (1938), Baurmann (1929), Kukan (1936 a), Keil (1937) und Cattaneo (1939) können dazu verwendet werden. Lindberg (1934) untersuchte auch den Netzhautvenenkreislauf mit einem sensiblen Instrument, das aber zu klinischen Zwecken wenig geeignet ist.

Der Venenpuls. Seit der Anwendung des Augenspiegels ist es bekannt, daß an den Venen im Bereich der Papille häufig Pulsationen im Rhythmus des Herzschlages beobachtet werden können. Coccius (1853, 1868) nahm an, daß die systolische Füllung der Arterien den Augendruck erhöht und daß hierdurch das Venenblut rhythmisch ausgepreßt wird. Diese Ansicht wurde auch von Comberg (1924) geteilt. Da der Venenpuls nur auf der Papille beobachtet wird, nahm Donders (1854) an, daß hier der intravasculäre Druck am geringsten sei, die Kompression also den geringsten Widerstand fände. Die systolische Drucksteigerung soll die Papille nach hinten ausbuchten und hierdurch eine Knickung der Venen am Papillenrand erzeugen. JÄGER (1861) und SCHÖN (1881) erklärten den Venenpuls durch mechanische Wirkung der pulsierenden Zentralarterie auf den Venenstamm; HELFREICH (1882) durch Blutdruckschwankungen in den Hirnsinus; HOLZ (1889) durch den negativen Jugularvenenpuls. TÜRK (1899) nahm an, daß die arterielle Pulswelle sich durch die Capillaren auf die Venen fortpflanze, VON GRAEFE (1866) und DONDERS (1854) sahen, daß beim Druck auf das Auge die Füllung der Arterien und die Entleerung der Venen gleichzeitig erfolgt. LICHTHEIM (1905) beobachtete in einem Fall von Dissoziation des Vorhofs- und Ventrikelrhythmus, daß der Venenpuls dem Rhythmus der Ventrikelsystole folgte. Auch KÜMMEL (1927) kommt zum Schluß, daß der Netzhautvenenpuls eine arterielle Ursache hat.

BAURMANN (1925) nimmt an, daß die Venenpulsation nur dann zustande kommt, wenn die Strombahn von außen her durch einen Druck belastet wird, der höher ist als der Ausflußdruck am Ende der Strombahn. Der Venenpuls muß also verschwinden, sobald der Intraokulardruck unter den Extraokulardruck sinkt oder der Extraokulardruck höher als der Intraokulardruck wird. Diese Annahme wird von REIS (1932) und JÄGER (1940) bestätigt. WEINSTEIN (1938) schließt sich der Erklärung von COCCIUS, TÜRK und BAURMANN an. Jedoch sahen WEINSTEIN und JÄGER, trotz erhöhtem Extraokulardruck einen spontanen Venenpuls: WEINSTEIN erklärt dies durch ein Übergreifen der Pulswelle von den Arterien auf die Venen und JÄGER durch ein vorübergehendes Absinken des Extraokulardruckes. Beide Erklärungen sind aber nicht befriedigend, da es nicht verständlich ist, warum nur bei erhöhtem Extraokulardruck, durch mechanische Wirkung der pulsierenden Arterie auf die Vene, der Venenpuls entstehen sollte.

PINES (1938) gibt an, daß bei Belichtung der Netzhaut mit rotfreiem Licht (12-Volt-Lampe, die bis auf 20 Volt überlastet werden kann) der Venenpuls in allen Venenästen in der Nähe der Papille und auf dieser deutlich beobachtet werden kann. Wenn auf der Papille eine Arterie die Vene überkreuzt, so ist kein Venenpuls sichtbar; besteht die Überkreuzung mehr in der Peripherie, so ist ein Venenpuls auf der Papille vorhanden. Demgegenüber ist der Venenpuls besonders ausgesprochen, wenn die Vene die Arterie überkreuzt. Bei scharfwinkliger Abbiegung (Abknickung) der Vene tritt der spontane Venenpuls auf, der durch stempelartige Bewegung der Blutsäule gekennzeichnet ist. Die Pulsfrequenz ist mit der Frequenz in der Arteria temporalis identisch, jedoch besteht eine leichte Verspätung. Bei leichtem Druck auf den Bulbus kann die erste Form von Venenpuls in einen dem spontanen Venenpuls analogen Puls überführt werden; ein spontaner Venenpuls wird deutlicher. Nach PINES ist der Venenpuls vom Capillardruck, von den respiratorischen Bewegungen, von der willkürlichen und unwillkürlichen Muskelaktivität, von der Herzdiastole abhängig. Die großen individuellen Unterschiede lassen sich durch die anatomischen Verhältnisse des Venenverlaufes erklären (Abbiegung auf, in oder hinter der Papille). Es wird so begreiflich, daß nicht bei allen normalen Personen der spontane Venenpuls sichtbar ist; im Lichte dieser Betrachtungen scheint die Behauptung von TROTOT (1937) übertrieben, daß nur ein spontaner Venenpuls normal sei.

Eine genaue Analyse der spontanen Pulserscheinungen in den Netzhautgefäßen wurde von SERR (1937) kinematographisch durchgeführt. In einem Fall von chronischem Glaukom mit spontanem Arterien- und Venenpuls beobachtete er, daß der Kollaps der spontan pulsierenden Vene auf der Papille

$^1/_{16}$ Sekunde nach der pulsatorischen Blutfüllung der Netzhautarterie zustande kommt und $^1/_3$ der Zeit anhält innerhalb der die Herzaktion erfolgte; $^1/_4$ Sekunde nach Einsetzen des Arterienpulses füllt sich die Vene wieder und bleibt während $^2/_3$ der auf die Herzaktion entfallenden Zeit gefüllt. SERR kommt zum Schluß, daß der Kollaps der spontan pulsierenden Vene der Ventrikelsystole entspricht, die Füllung dagegen der Ventrikeldiastole. Anderseits füllt sich die Vene auch während dem Absinken des erhöhten Augendruckes und bleibt bis zur nächsten pulsatorischen Augendruckerhöhung gefüllt. Die pulsatorische Augendrucksteigerung muß also als Ursache für das Kollabieren der Vene angesehen werden, wie dies ja bereits COCCIUS und DONDERS angenommen hatten.

Was die Frequenz des spontanen Venenpulses betrifft, so soll dieser nach ELLIOT (1921) in 49%, nach KUKAN (1936) in 60%, nach WIART (1920) in 33%, nach BAILLIART in 37 bis 42%, nach SOBANSKI in 40%, nach CATTANEO (1939) in 37%, der sitzenden und 13% der liegenden Versuchspersonen auftreten. KUSCHEL (1924) gibt an, daß bei nervösen Herzleiden der spontane Netzhautvenenpuls in 65% der Fälle zu beobachten sei.

Bei der Netzhautarteriendruckmessung beobachtet man hin und wieder, trotz stärkerem Druck, einen Venenpuls, der mit den arteriellen Pulsationen alterniert. SOBANSKI sah diese alternierenden Pulsationen in 4% der Fälle. Es wurde angenommen, daß dieser alternierende Venenpuls auf das Überleiten der arteriellen Pulswellen durch besonders elastische Capillaren bis zur Vene zurückzuführen sei. Hierbei werden die größeren Venenäste durch den erhöhten Augendruck komprimiert. LEPLAT (1921) nimmt an, daß die arterielle Pulswelle zuerst auf den Glaskörper und von diesem auf die Vene übergeleitet wird, woraus der alternierende Puls entsteht. Eine andere Erklärung wird von FRITZ (1934) gegeben, der annimmt, daß zwischen der arteriellen und der venösen Gefäßwand eine Adhäsion besteht, so daß die Vene mit der Arterie pulsiert. Diese alternierende Pulsation unterscheidet sich von dem spontanen Venenpuls insofern, daß sie nicht wie beim spontanen Venenpuls kurz nach der arteriellen Systole auftritt, sondern mit der arteriellen Diastole zusammenfällt. Diese beiden Formen von Venenpuls können auch miteinander auftreten, wobei verschiedene Rhythmen entstehen; es kann sogar zu einer dikroten Pseudopulsation der Vene kommen.

C. Ergebnisse der Druckmessung.

Mit der direkten Sphygmomanometrie fand LULLIES (1923) in den Vortexvenen des Kaninchens einen Druck von durchschnittlich 29 mm Hg, SONDERMANN (1940) 25 bis 30 mm Hg, DUKE-ELDER (1926 b) 23 bis 28 mm Hg. Diese Werte beziehen sich jedoch nur auf den extraretinalen Venendruck und können uns somit auf den Netzhautvenendruck nur vergleichsweise Auskunft geben. Mit seiner Pelottenmethode hat SEIDEL in den episkleralen, ciliaren Venen des Menschen einen Druck von 10 bis 14 mm Hg und in den vortikösen Venen des Kaninchens einen Druck von 10 bis 15 mm Hg gefunden. Nach der gleichen Methode fand HIROISHI (1924) in den episkleralen Venen einen Druck von 9 bis 15 cm H_2O; in den vortikösen Venen des Kaninchens 10 bis 15 mm Hg; in denjenigen des Hundes und der Katze 15 bis 18 mm Hg. SAMOILOW und KOROBOWA (1928) geben einen venösen Druck von 12 mm Hg an.

Als Netzhautvenendruckwerte gab BAILLIART (1931) 130 mm H_2O beim Mann und 120 mm H_2O bei der Frau an. Demgegenüber fanden

Bloch (1937), de Rooy (1938), daß der Netzhautvenendruck dem intraokularen Druck gleich oder fast gleich ist. Seidel (1936), Fritz (1938 a) Lno und Ch'en (1939) nehmen etwas höhere Werte an.

Nach Fritz (1938 a) wäre der Netzhautvenendruck um 5 mm Hg höher als der Augendruck; höhere Werte würden für den Abfluß des venösen Blutes ein Hindernis bedeuten. Kukan (1936 a) findet mit seinem Apparat von 20 bis 24 mm Hg, Keil (1937) einen minimalen Druck von 18 mm Hg und einen maximalen von 25 mm Hg. Auch Sobanski (1934) unterscheidet einen minimalen und einen maximalen Druck, der sich mit dem Alter ändert (siehe S. 51). Nach ihm besteht normalerweise zwischen dem diastolischen venösen und dem diastolischem arteriellen Druck ein Verhältnis von 1:1,7 bis 1:2,6. Cattaneo (1941) fand bei Männern einen Netzhautvenendruck von 15,7 bis 21 mm Hg, bei Frauen 17,8 bis 18,5 mm Hg. Die höchsten Werte kommen zwischen 21 und 40 Jahren, später nimmt der Netzhautvenendruck ab, wie ja auch der allgemeine Venendruck (Alestra und Ruffini, Dogliotti, Micheletti, Condorelli 1938, Scaffidi 1939). Ein strenger Parallelismus zwischen Netzhautarteriendruck und Netzhautvenendruck soll nach diesem Autor nicht bestehen. Rintelen (1937 b) findet, daß der Druck in den Netzhautvenen etwas höher ist als in gleichkalibrigen Venen anderer Gebiete.

Jäger (1940) kommt zum Schluß, daß die absolute Höhe des Venendruckes keine große Bedeutung hat. Wesentlich sei nur das Druckverhältnis zum intraokularen und zum intrakraniellen Druck. Pines (1938) gibt an, daß der diastolische Netzhautvenendruck 15- bis 18mal höher sei als der Druck in den Armvenen (nach Villaret 10 bis 14 cm H_2O). Durch die indirekte Druckmessung wurde ein allgemeiner venöser Blutdruck von 10 bis 60 mm H_2O (Frank und Reh) oder von 80 bis 150 mm H_2O (Hooker und Eyster) gefunden. Die direkten Druckmessungen ergaben Werte von 52 bis 170 mm H_2O (Moritz und Tabora, Vannucci, Arnold, Owens, Scaffidi 1939, Claude, Luisada, Corradi, Michelazzi).

Auch die *Wirkung der Körperlage auf den Netzhautvenendruck* wurde von Baurmann (1926) untersucht, der feststellen konnte, daß der Netzhautvenendruck beim Liegen höher ist als beim Sitzen. Dies wurde auch von Dubar und Lamache (1929) und Lobel (1937) bestätigt.

D. Übersicht und Zusammenfassung.

Damit der venöse Blutabfluß aus dem Auge möglich ist und die Netzhautvenen nicht komprimiert werden, muß der Venendruck etwas höher als der intraokulare Druck sein. Tatsächlich ergaben direkte Druckmessungen beim Versuchstier, daß der Netzhautvenendruck um etwa 2 mm Hg höher ist als der Augeninnendruck; das läßt beim Menschen auf einen Netzhautvenendruck von 22 bis 27 mm Hg schließen. Bei ihm läßt sich der Netzhautvenendruck nur indirekt bestimmen, indem auch der Außendruck berücksichtigt wird, bei welchem die Venen in der Nähe der Papille zu pulsieren anfangen. Das Auftreten des venösen Pulses ist jedoch kein sehr zuverlässiges Kriterium für die Beurteilung des Venendruckes. Pulsationen der Venen im Bereich der Papille können spontan auftreten, da die Netzhautvenen dort aus dem Hochdruckbereich des Auges in das Tiefdruckbereich des Nervus opticus gelangen (von Graefe 1854, 1855, 1864). Immerhin bestätigen die Mehrzahl der direkten Druckmessungen beim Menschen, daß der Netzhautvenendruck kaum höher ist als der intraokulare Druck (Kukan 1936 a, b, Seidel 1936, Bloch 1937, Keil 1937, Rintelen 1937 b, de Rooy 1938, Fritz 1938 a, Lno und Ch'en 1939). Trotz diesen Beziehungen wird man aber der Bestimmung des Netzhautvenendruckes keine zu große Bedeutung beimessen, auch nicht für die indirekte Beurteilung des intraokularen oder intrakraniellen Druckes, wie es immer wieder versucht wird.

VII. Der retinale Blutdruck und der Liquordruck.

A. Anatomisch-physiologische Orientierung.

Die genaue Kenntnis des Kreislaufes des Liquor cerebrospinalis ist von praktischer Bedeutung für die Beurteilung der Druckverhältnisse in den Netzhautgefäßen, namentlich im Bereich der Papille. Ohne diese Kenntnis ist der Entstehungsmechanismus der Stauungspapille unverständlich. Wie die folgende Abbildung es auf einem Sagittalschnitt darstellt, wird der Liquor in den Plexus chorioidei der Seitenventrikel sezerniert. Er fließt von dort aus durch das Foramen Monroi in den dritten Ventrikel, dessen Plexus auch Liquor sezerniert. Die Flüssigkeit gelangt dann durch den Aquaeductus Sylvii in den 4. Ventrikel, dessen Plexus chorioideus ebenfalls eine neue Menge Liquor sezerniert. Durch die Foramina Luschka und Magendie erreicht nun der Liquor die extracerebralen subarachnoidealen Räume, namentlich die Cisterna cerebellomedullaris. Er fließt dann absteigend an der dorsalen Fläche der Medulla oblongata und spinalis bis zum caudalen Teil des Cavum subarachnoidale, im Bereich der Cauda equina. Von dort an steigt er an der ventralen Fläche des Rückenmarks und des Hirnstamms auf. Eine gewisse Menge des absteigenden Liquors fließt jedoch überhaupt nicht bis zur Gegend der Cauda equina, sondern bricht auf der Höhe des cervicalen, thoracalen oder lumbalen Rückenmarks nach der ventralen Fläche durch, um von dort aufwärts zu fließen. Die aufsteigende Strömung vollzieht sich bis zum Bereich des Sinus longitudinalis sup. und des Sinus sagittalis sup., wo ein sehr niedriger venöser Druck herrscht und die Resorption stattfindet (Granulationes arachnoideales Pacchioni). Diese anatomischphysiologischen Bedingungen erklären, warum jede Drucksteigerung im Bereich der Schädelvenen oder der Vena jugularis eine Liquordrucksteigerung zur Folge hat. Wenn der Blutabfluß aus den venösen Sinus der Schädelkonvexität beeinträchtigt ist, wird der Liquor nicht mehr rasch genug in die Blutbahn resorbiert und es kommt zu einer Liquor-

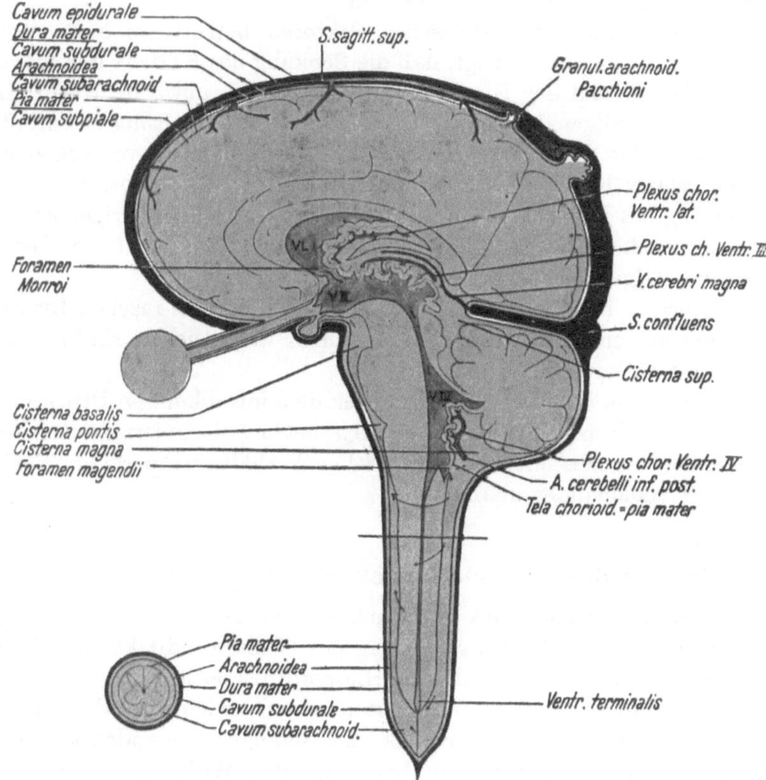

Abb. 14. Kreislauf des Liquor cerebrospinalis (nach RASMUSSEN und MONNIER).

stauung im Cavum subarachnoidale. Hierauf beruht der Queckenstedtsche Versuch, bei welchem die digitale Kompression der Jugularvenen am Hals den Liquordruck normalerweise erhöht.

An der Hirnbasis fließt ein Teil des Liquors in die Virchow-Robinschen Liquorräume, die den Nervus opticus umgeben. Diese Anordnung ist von großer praktischer Bedeutung, da jede Liquordrucksteigerung zu einem Überdruck in den subarachnoidealen Räumen, entlang dem Nervus opticus, führt. Die V. ophthalmicae werden durch den Liquorüberdruck komprimiert und es kommt zu einer venösen Stauung im Bereich der Papille.

Der Liquordruck hängt ab von der Sekretion des Liquors in den Plexus chorioidei, von seiner Resorption in den venösen Sinus des Schädels und von verschiedenen hydrostatischen Faktoren. Ein normaler Druck setzt also eine normale Sekretion und Resorption voraus. Der Liquordruck beträgt im Liegen 12 bis 15 cm Wasser und im Sitzen 25 bis 35 cm. Wenn der Druck beim sitzenden Patienten mehr als 35 cm beträgt, so darf man von Liquorüberdruck sprechen.

Was den Einfluß hydrostatischer Faktoren betrifft, so hatte von Schulten (1884) bereits gezeigt, daß die Senkung des Körpers den intrakraniellen Druck, auf der Hirnkonvexität gemessen, um 3 bis 8 mm Hg herabsetzt. Im Sitzen kann der Druck von der Kopfhaltung beeinflußt werden. So findet Nichelatti (1928), wenn der Kopf nach vorne gebeugt ist, einen relativ höheren Druck von 22 bis 41 cm H_2O. Loman (1938) beobachtete, daß in Rückenlage der Jugularvenendruck niedriger ist als der Liquordruck. Beim Aufrichten sinken beide Drucke; beim Vornüberbeugen steigen beiden an (vgl. S. 39).

Der arterielle Blutdruck soll den Liquordruck nur bei raschen Druckschwankungen verändern; dieser habe keinen wesentlichen Einfluß auf den arteriellen Blutdruck (Loman 1938).

Was schließlich das Verhältnis zwischen dem intraokularen Druck und dem Liquordruck betrifft, so schwanken beide bei Änderung des allgemeinen Blutdruckes oder der osmotischen Verhältnisse parallel. Beide sind jedoch voneinander unabhängig.

B. Netzhautarteriendruck und Liquordruck.

Der Netzhautarteriendruck kann uns, wie wir es früher schon gesagt haben, über die arterielle Durchblutung des Gehirns indirekt Aufschluß geben. Ob er uns aber auch über die Liquordruckverhältnisse Auskunft geben kann, muß im folgenden näher besprochen werden. Die Frage nach dem Verhältnis zwischen Liquordruck und Netzhautarteriendruck wurde wiederholt gestellt und selten in befriedigender Weise gelöst, da die meisten Autoren eine Beantwortung dieser Frage in pathologischen Fällen suchten.

Als Beweis, daß der Netzhautarteriendruck im Zusammenhang mit dem Liquordruck steht, wurde erbracht, daß die direkte Kompression des Gehirns durch eine traumatische oder chirurgische Schädeleröffnung zu einer Netzhautarteriendruckerhöhung führt (Bailliart und Hartmann, Magitot 1932, Abramowicz und Tyminski, Kalt 1927, Claude-Lamache und Dubar 1928 b, Farnarier 1938). Daß es bei dieser Untersuchung tatsächlich zu einer Netzhautarteriendruckerhöhung kommen kann, konnten auch wir beobachten. Doch wird durch diese Kompression nicht nur der Liquordruck, sondern auch der allgemeine Blutdruck reflektorisch erhöht, so daß aus diesem Experiment kein sicherer Rückschluß auf das Verhältnis zwischen Netzhautarteriendruck und Liquordruck gezogen werden kann.

Weiter wurde beobachtet, daß beim *Queckenstedtschen Versuch* der Netzhautarteriendruck erhöht wird (CLAUDE-LAMACHE-DUBAR 1928 b, BERENS 1929, MAGITOT 1932). Diese Untersuchung erlaubt aber auch nicht einfach zu behaupten, daß der Netzhautarteriendruck unter dem Einfluß des Liquordruckes steht. Physiologische Voraussetzungen lassen vermuten, daß der Netzhautarteriendruck bei Zunahme des venösen Blutdruckes und des Liquordruckes gleichzeitig mit dem allgemeinen Blutdruck zunimmt. Widerspruchsvoll und ebensowenig stichhaltig sind zahlreiche Beobachtungen, die nach Lumbalpunktion gemacht wurden. Einerseits wurde eine Netzhautarteriendruckherabsetzung (KALT 1927, ABRAMOWICZ-MEINICKE 1927, D'OSVALDO 1933 a, FARNARIER 1938) anderseits eine Netzhautarteriendruckerhöhung (CLAUDE-LAMACHE-DUBAR 1928 b, BERENS 1929, FARNARIER 1938) oder keines von beiden (FARNARIER 1938) beobachtet. Der allgemeine Druck zeigte in all diesen Fällen keine Veränderungen. TARGOWLA-LAMACHE-DUBAR (1928) beschrieben drei Reaktionstypen: 1. Erhöhung des Netzhautarteriendruckes; 2. Herabsetzung des Netzhautarteriendruckes; 3. Schwankungen des Netzhautarteriendruckes. MAGITOT und DUBOIS (1933 a) fanden sofort nach der Lumbalpunktion eine Netzhautarteriendruckherabsetzung, der eine reaktive Netzhautarteriendruckerhöhung folgt und von Druckschwankungen fortgesetzt wird. Nach diesen Autoren verhalten sich der Netzhautarteriendruck und der Liquordruck qualitativ gleichmäßig, quantitativ aber nicht.

Nach einer Encephalographie oder Ventriculographie tritt eine Erhöhung des Liquordruckes und gleichzeitig des Netzhautarteriendruckes auf, jedoch nicht im gleichen Maß (FARNARIER 1938). KULKOV und STERNBERG (1936) finden auch, daß zwischen dem subarachnoidalen Druck und dem arteriellen Blutdruck kein gesetzmäßiges Verhalten besteht. Das Ablassen von Liquor würde den systolischen Druck senken und die Steigerung des Liquordruckes den systolischen Druck erhöhen. Nur wenn der Liquordruck besonders erhöht ist, würde auch der diastolische arterielle Druck zunehmen. Auch nach IMACHI und KODOMARI (1934), HILTON-RIBEIRO (1939) besteht zwischen Liquordruck und Netzhautarteriendruck kein konstantes Verhältnis.

Ein stichhaltiger, physiologischer Beweis wurde in der drucksenkenden Wirkung hypertonischer Kochsalz- bzw. Traubenzuckerlösungen auf den Liquordruck gesucht. KALT (1927), CLAUDE-LAMACHE-DUBAR (1927), GAUDISSART (1927), haben dabei eine Netzhautarteriendruckherabsetzung beobachtet.

Auch BAURMANN (1936) kommt zum Schluß, daß zwischen Liquordruck und Netzhautarteriendruck nur eine inkonstante und lockere Beziehung besteht. Die Kurven von Hirndruck, Netzhautarteriendruck und

Brachialisdruck zeigen in ihrem Verlauf eine gewisse Ähnlichkeit. Eine direkte Annäherung des Netzhautarteriendruckes an den allgemeinen Blutdruck bei steigendem Hirndruck und ein Auseinandergehen der Werte bei sinkendem Hirndruck ergibt sich jedoch nicht.

BLOCK, BATES und OPPENHEIMER (1924), die gleichzeitig den Liquordruck, allgemeinen Blutdruck und Augendruck bei 100 Fällen gemessen haben, zeigen, daß im Durchschnitt bei einem hohen Liquordruck auch die anderen Druckwerte erhöht sind und umgekehrt. Doch bestand keine gesetzmäßige Beziehung.

Der scheinbare Parallelismus zwischen dem Netzhautarteriendruck und dem Liquordruck beruht unseres Erachtens wahrscheinlich auf der gemeinsamen Abhängigkeit beider vom allgemeinen Blutdruck. In dieser Hinsicht glauben MAGITOT (1932) und KLAR (1937), daß durch den erhöhten Liquordruck die Blutversorgung des Vasomotorenzentrums gestört wird. Hierauf würde eine lokale Blutdruckerhöhung folgen, die den Widerstand in den Gefäßen überwände. In diesem Sinne hat auch CUSHING (1903) gezeigt, daß die Kompression des Gehirns eine Reizung der Vasomotorenzentren zur Folge hat und eine Erhöhung des allgemeinen Blutdruckes erzeugt. Zu einer ähnlichen Auffassung kommen auch KULKOV und STERNBERG (1936), wie wir bereits gesehen haben (S. 67).

C. Netzhautvenendruck und Liquordruck.

Die Beziehungen des Netzhautvenendruckes zum Liquordruck sind leichter erkennbar als die des Netzhautarteriendruckes zum Liquordruck. DUBAR und LAMACHE (1928) behaupteten, daß zwischen Netzhautvenendruck und Liquordruck ein weniger konstantes Verhältnis bestehe als zwischen Netzhautarteriendruck und Liquordruck. Demgegenüber stehen die meisten deutschen Autoren, die in den Variationen des Netzhautvenendruckes die des Liquordruckes ablesen wollen. So findet REIS (1932), BAURMANN (1936), SOBANSKI (1934), LAUBER (1937 b), KUKAN (1936, 1937), DE ROOY (1938) eine feststehende Beziehung zwischen Netzhautvenendruck und Liquordruck. BAURMANN, SOBANSKI, LAUBER sehen in dem Queckenstedtschen Versuch den Beweis zu dieser Auffassung. Nach BAURMANN (1936) kann man durch den Netzhautvenendruck den Wert des Liquordruckes direkt berechnen, indem man vom Netzhautvenendruckwert (Erscheinen der ersten Venenpulsation auf der Papille) 10 mm Hg abzieht und das Resultat mit 13,6 multipliziert. Nach SOBANSKI erhält man den Liquordruckwert, indem man den Netzhautvenendruckwert (Erscheinen der ersten Venenpulsation außerhalb der Papille) mit 10 multipliziert.

KUKAN, der mit seinem Apparat die Untersuchungen von BAURMANN und SOBANSKI nachprüfte, kommt zum Schluß, daß bei normalem

Liquordruck die Methode von BAURMANN exaktere Werte ergibt. Bei erhöhtem Liquordruck soll dagegen das Verfahren von SOBANSKI, das KUKAN insofern modifiziert hat, als der Netzhautvenendruckwert mit 13,6 statt mit 10 multipliziert wird, genauere Werte ergeben.

Um den Liquordruck vom Netzhautvenendruck abzuleiten, gibt KUKAN folgende Methode an: Wenn der Netzhautvenendruck unter 24 mm Hg beträgt, werden 10 mm Hg, wenn er zwischen 24 und 28 mm Hg beträgt, werden 5 mm Hg, und zwischen 28 und 32 mm Hg nur 2 mm Hg abgezogen. Ist der Netzhautvenendruck höher als 32 mm Hg, so ist er dem Liquordruck gleich. Die so erhaltenen Werte werden mit 13,6 multipliziert und somit in mm H_2O ausgedrückt.

Innerhalb gewisser physiologischer Grenzen sollen sich also der Liquordruck und der venöse Druck gleichsinnig verhalten; sie sind voneinander abhängig, wie die Untersuchungen von KUKAN und anderen es bestätigen.

Die experimentellen Untersuchungen von LINDBERG (1935) beim Versuchstier bestätigen auch, daß künstlich erzeugte Liquordruckschwankungen gleichzeitige und gleichsinnige Netzhautvenendruckvariationen zur Folge haben. Es hat sich auch gezeigt, daß bei langdauerndem, mäßigem Liquorüberdruck der Netzhautvenendruck nach einigen Minuten wieder normal wird. Das gleiche wurde bei einem starken, kurzdauernden Liquorüberdruck beobachtet. Demgegenüber zeigt der Netzhautarteriendruck erst eine Veränderung, wenn der Liquordruck mehr als 50 mm Hg beträgt.

Beim Kaninchen beobachteten IMACHI und KODOMARI (1934), daß ein Liquorüberdruck eine Erhöhung des Netzhautvenendruckes und sogar des diastolischen Netzhautarteriendruckes zur Folge hat, daß aber diese Erhöhung derjenigen des Liquordruckes quantitativ nicht genau entspricht. Die Untersuchungen von TSUBOI (1936) ergaben, daß eine Herabsetzung des Liquordruckes beim Kaninchen keine wesentliche Netzhautarteriendrucksenkung erzeugt.

D. Übersicht und Zusammenfassung.

Die verschiedenen Untersuchungen, die eine direkte Abhängigkeit des Netzhautarteriendruckes vom Liquordruck beweisen wollten, haben zu keinem überzeugenden Resultat geführt. Man kann annehmen, daß der infolge einer Liquordruckerhöhung öfters erhöht gefundene Netzhautarteriendruck indirekt induziert wird, und zwar sekundär infolge eines Reizzustandes der Vasomotorenzentren.

Was die Abhängigkeit des Netzhautvenendruckes vom Liquordruck betrifft, so scheint eine gewisse Beziehung tatsächlich zu bestehen. Trotzdem werden diese Untersuchungen kaum eine praktische Anwendung finden, da, wie bereits betont, die Messung des Netzhautvenendruckes zu unsicher ist.

Spezieller Teil.

I. Pathologische Veränderungen des Netzhautarteriendruckes.

Im allgemeinen Teil dieser Abhandlung haben wir das Verhalten des Netzhautarteriendruckes und seine Abhängigkeit von verschiedenen physiologischen Einflüssen besprochen. Die Kenntnis dieser Verhältnisse bildet die Grundlage, welche es erlaubt, den Einfluß pathologischer Vorgänge richtig zu beurteilen. In diesem speziellen Teil soll nun das Verhalten des Netzhautarteriendruckes nicht nur bei den verschiedenen Augenaffektionen, sondern auch bei Allgemeinerkrankungen im einzelnen berücksichtigt werden. Die Angaben stützen sich zum Teil auf die bereits in der Literatur in großer Zahl mitgeteilten Beobachtungen, zum größten Teil aber auf eigene Beobachtungen, welche an der Universitätsaugenklinik Genf (Prof. FRANCESCHETTI) im Laufe der letzten Jahre erhoben worden sind. Von dem ganz beträchtlichen Material, das uns zur Verfügung stand (über 7000 Fälle), wurden allerdings bei der Bearbeitung nur die Fälle verwertet (zirka 3700), bei denen auch über den Allgemeinbefund genügende Angaben erhältlich waren.

Bevor das Verhalten des Netzhautarteriendruckes bei den verschiedenen Erkrankungen beschrieben wird, soll genau definiert werden, was wir unter einem pathologisch veränderten Netzhautarteriendruck verstehen.

Wie wir bereits im allgemeinen Teil erwähnt haben (vgl. S. 16), kann man von normalem diastolischem Netzhautarteriendruck sprechen, wenn dieser, in Gramm ausgedrückt, der Hälfte des allgemeinen diastolischen Blutdruckes in mm Hg ausgedrückt, entspricht (STREIFF 1937). Auf Grund von variationsstatistischen Untersuchungen konnte gezeigt werden, daß praktisch eine Abweichung von mindestens 10 g vom zu erwartenden Netzhautarteriendruck notwendig ist, um die Annahme einer Abweichung von der Norm wahrscheinlich zu machen. Theoretisch kann erst bei einer Abweichung von ± 20 g mit Sicherheit von einer, im Verhältnis zum Brachialisdruck, pathologischen Abweichung gesprochen werden.

Obschon vom klinischen Standpunkt aus ein Unterschied von ± 10 g bereits im Einzelfall eine gewisse Bedeutung hat, scheint es gegeben, für größere Reihenuntersuchungen und statistische Vergleiche zum mindesten den signifikativen Unterschied von ± 15 g zugrunde zu legen.

Es wird hier in unseren eigenen Befunden nur dann eine pathologische Abweichung gegenüber dem (zu erwartenden) theoretischen Wert angenommen, wenn der Unterschied ± 15 g beträgt.

A. Diastolischer Druck.

1. Konkordanter Netzhautarteriendruck.

Als konkordant mit dem allgemeinen Blutdruck kann der Netzhautarteriendruck dann angesehen werden, wenn sein diastolischer Wert in Gramm ausgedrückt der Hälfte des Druckes in der A. brachialis (in mm Hg) entspricht bzw. weniger als $\pm$ 15 g von diesem abweicht.

Bemerkenswert ist, daß diese Regel nicht nur bei normalem allgemeinem Blutdruck gilt, sondern auch dann, wenn dieser pathologisch erhöht oder herabgesetzt ist. Als normalen diastolischen Blutdruck der A. brachialis des Gesunden betrachten wir Werte, die zwischen 70 und 85 mm Hg schwanken. Niedrigere oder höhere Werte werden im Sinne einer Hypotension bzw. Hypertension gedeutet.

2. Diskordanter Netzhautarteriendruck.

Weicht der Netzhautarteriendruck $\pm$ 15 g oder mehr von dem nach der angegebenen Formel (vgl. S. 16) berechneten Werte ab, so handelt es sich um einen diskordanten Netzhautarteriendruck.

a) Absolute oder isolierte Diskordanz.

Von absoluter oder isolierter Diskordanz sprechen wir dann, wenn bei *normalem* allgemeinem Blutdruck der Netzhautarteriendruck im oben angegebenen Sinne zu hoch bzw. niedrig befunden wird.

b) Relative Diskordanz.

Relative Diskordanz liegt dann vor, wenn bei einem *pathologisch veränderten* allgemeinen Blutdruck der Netzhautarteriendruck eine Abweichung von $\pm$ 15 g oder mehr von dem zu erwartenden Wert aufweist. Ist z. B. bei einem hohen allgemeinen Blutdruck der Netzhautarteriendruck zu niedrig, so sprechen wir von einer *relativen Hypotension*, ist er zu hoch, von einer *relativen Hypertension*. Ebenso kann auch bei herabgesetztem allgemeinem Blutdruck eine relative Hypertension bzw. Hypotension der Netzhautarterien gefunden werden.

B. Systolischer Netzhautarteriendruck und Differentialdruck.

Das Verhältnis des systolischen Netzhautarteriendruckes zum allgemeinen systolischen Blutdruck ist weniger konstant als dasjenige der diastolischen Druckwerte, so daß keine zuverlässige Formel dafür angegeben werden kann. Im allgemeinen kommt es bei erhöhtem oder vermindertem allgemeinem Blutdruck zu einer entsprechenden Veränderung des systolischen Netzhautarteriendruckes. Bekanntermaßen erhält man für den systolischen allgemeinen Blutdruck weniger konstante Werte als für den diastolischen Blutdruck. Dementsprechend sind auch die in den Netzhautarterien gefundenen Werte größeren Schwankungen unterworfen.

Eine Reihe von Autoren begnügen sich mit der Messung des diastolischen Netzhautarteriendruckes, indem sie behaupten, daß die Ophthalmodynamometrie bei Messung des systolischen Netzhautarteriendruckes häufig als schmerzhaft empfunden werde und insbesondere bei Hypertension als gefährlich anzusehen sei (Netzhautablösung, Blutungen).

Unsere Erfahrung hat gezeigt, daß diese Behauptungen kaum stichhaltig sind, wenn man die Methode beherrscht. Höchstens die Messung von Druckwerten über 100 g wird vom Patienten als unangenehm empfunden. Was die Gefahr einer Netzhautablösung oder anderer Komplikationen nach der Ophthalmodynamometrie betrifft, so haben wir solche nie beobachtet. Diese Tatsache muß betont werden, da man sonst geneigt wäre, auf die Messung des systolischen Netzhautarteriendruckes zu verzichten. Aus der Auswertung unseres Materials geht in dieser Hinsicht hervor, daß der systolische Netzhautarteriendruck in der Regel etwas mehr (zirka 10 bis 15 g) als dem Doppelten des diastolischen Netzhautarteriendruckes entspricht. Er beträgt also auch mehr als die Hälfte des allgemeinen systolischen Blutdruckes.

Daß die Messung des systolischen Netzhautarteriendruckes wichtige Schlüsse auf die peripheren Zirkulationsverhältnisse erlauben kann, geht daraus hervor, daß in manchen krankhaften Zuständen der Differentialdruck zwischen diastolischem und systolischem Netzhautarteriendruck erhöht oder vermindert gefunden wird. Dabei kann er mit dem Differentialdruck in der Brachialis konkordant sein. Nicht selten ist er aber diskordant, und zwar meist im Sinne einer absoluten Diskordanz.

Bei der Besprechung der verschiedenen Augen- und allgemeinen Erkrankungen werden wir neben dem Netzhautarteriendruck auch den allgemeinen Blutdruck und den Liquordruck berücksichtigen, soweit diese von den Autoren selbst angegeben sind.

II. Verhalten des Netzhautarteriendruckes bei Augenerkrankungen.

Es schien uns angezeigt, das Verhalten des Netzhautarteriendruckes bei Augenerkrankungen und Allgemeinerkrankungen getrennt zu behandeln, obschon wir uns bewußt sind, daß dies in ätiologischer Hinsicht in vielen Fällen nicht gerechtfertigt ist.

A. Refraktionsanomalien.

Wie zu erwarten, besteht bei Refraktionsanomalien meist ein normales Verhältnis des Netzhautarteriendruckes zum allgemeinen Blutdruck. Auch bei sehr hoher Hypermetropie und bei exzessiver Myopie (Marchesini 1935, Ascher 1938) zeigen sich dieselben Werte wie beim emme-tropen Auge. Espildora (1937) fand bei Myopie einen erhöhten Netzhautarteriendruck.

Bei 49 Myopien über 5 Dptr. von unserem Material (31 Frauen, 18 Männer, im Durchschnittsalter von 47 Jahren) mit normalem (25 Fälle) bzw. hohem (23 Fälle) allgemeinem Blutdruck war der Netzhautarteriendruck meist konkordant (21 bzw. 13 Fälle). In 3 bzw. 5 Fällen bestand eine relative diskordante Netzhautarteriendruckhypotension, in 1 bzw. 5 Fällen eine relative diskordante Netzhautarteriendruckhypertension. Obwohl die allgemeine und lokale Untersuchung keine nachweisbaren Veränderungen aufwies, ist anzunehmen, daß es sich um Zirkulationsstörungen handelte. In einem Fall mit allgemeiner Hypotension war der Netzhautarteriendruck konkordant. Bei Hypermetropien über 5 Dptr. war der Netzhautarteriendruck stets konkordant.

Auch HASEBE (1937 a) untersuchte den Netzhautarteriendruck bei Refraktionsanomalien sowie bei anderen Augenerkrankungen, doch sind seine Resultate im Referat nicht angegeben.

Bei asthenopischen Beschwerden beobachteten GALLOIS und GIROUD (1935) meist eine Herabsetzung des allgemeinen Blutdruckes, gleichzeitig des Netzhautarteriendruckes mit allgemeiner Hypotonie.

B. Degenerative Erkrankungen des Augenhintergrundes.

Die meisten Beobachtungen wurden, wie zu erwarten, bei Netzhauterkrankungen gemacht.

Drusen der Glaslamelle. Trotzdem die Drusen der Glaslamelle ein typisches anatomisches Substratum aufweisen und nicht nur in hohem Alter, sondern sogar bei Jugendlichen auftreten können, werden sie mit anderen ophthalmoskopisch ähnlichen Veränderungen verwechselt. So vereinigen BAILLIART (1934) und HERY (1935) die „Gunnsdots" der Angelsachsen, die Retinitis circinata, die Retinitis centralis exsudativa, die verschiedenen Formen der senilen Degeneration der Macula, die Chorioiditis guttata, die Retinitis centralis angioneurotica und die Entartung der Netzhautmitte zu einem einzigen Krankheitsbegriff: die „Netzhautcapillaritis".

Es soll nicht bestritten werden, daß diesen verschiedenen Krankheitsbildern eine Erkrankung der Capillaren zugrunde liegt, obwohl wir der Ansicht sind, daß die echten Drusen der Glaslamelle sowie die Chorioiditis guttata kaum durch lokale Zirkulationsstörungen primär entstehen.

BAILLIART (1934), HERY (1935) und SCHOUSBOE (1938) finden bei der Netzhautcapillaritis meist niedrige Netzhautarteriendruckwerte, und zwar im Sinne einer diskordanten Netzhautarteriendruckhypotension, die mit einem erhöhten Elastizitätsindex der Netzhautarterien, als Zeichen einer Gefäßstarre, einhergeht.

Bei unseren 28 Fällen (16 Frauen, 12 Männer, mit einem Durchschnittsalter von 58 Jahren) mit echten Drusen der Glaslamelle zeigten 13 einen normalen und 15 einen erhöhten allgemeinen Blutdruck. Bei den 13 ersteren war der Netzhautarteriendruck nur in einem Fall absolut hypotonisch, in allen übrigen Fällen konkordant. Bei den 15 Hypertonikern zeigte sich in 7 Fällen ein konkordanter Netzhautarteriendruck, in 6 Fällen eine relative diskordante Hypertension und in 2 Fällen eine relative diskordante Hypotension.

Unsere Resultate stehen also zu denjenigen BAILLIARTS, HERYS und SCHOUSBOES im Widerspruch, da wir unter 28 Fällen meist einen konkordanten Netzhautarteriendruck (19 Fälle), eine Netzhautarteriendruckhypertension (6 Fälle), dagegen eine Netzhautarterienhypotension nur 3mal beobachten konnten.

Senile Maculaerkrankungen. Auch bei der senilen Maculadegeneration soll nach BAILLIART (1934), HERY (1935) eine „Netzhautcapillaritis" zugrunde liegen. HERY beobachtete meist niedrige Netzhautarteriendruckwerte, sowie einen erhöhten Elastizitätsindex (vgl. S. 77) der Netzhautgefäße und eine Verlangsamung der Blutströmung in den Capillaren der Macula. Zu diesen Augensymptomen gesellen sich oft Gedächtnisschwäche, Schwindel, Schmerzen im Hinterkopf, vorausgegangene Hemiplegien, die auf Gefäßstörungen im Gehirn zurückzuführen sind.

Unser Material von 64 Fällen (39 Frauen, 24 Männer, mit einem Durchschnittsalter von 69 Jahren) läßt sich in folgender Weise einteilen:

Brachialisdruck normal (33 Fälle).		Brachialisdruck erhöht (27 Fälle).		Brachialisdruck vermindert (4 Fälle).	
Netzhautarteriendruck:		Netzhautarteriendruck:		Netzhautarteriendruck:	
konkordant	13	konkordant	14	konkordant	2
absolute Hypert.	6	relative Hypert.	5	relative Hypot.	1
„ Hypot.	8	„ Hypot.	5		
Differentialdruck erhöht (wovon 1 mit Hypotension).	7	Differentialdruck erhöht (wovon 4 mit Hypotension)	7	Differentialdruck erhöht	1

Es zeigt sich also, daß der Netzhautarteriendruck meist konkordant ist, daß aber relative bzw. absolute Hypotension und Hypertension fast gleich oft vorkommen (14 : 11). Demgegenüber ist aber hervorzuheben, daß der Differentialdruck bei verhältnismäßig zahlreichen Fällen (15) erhöht ist.

Seniler Pseudotumor. (Disciforme Entartung der Netzhautmitte.) Auch bei dieser senilen Netzhautveränderung beobachteten BAILLIART (1934) und HERY (1935) meist eine Netzhautarterienhypotension.

Demgegenüber zeigen unsere 16 Fälle (12 Frauen, 4 Männer, mit einem Durchschnittsalter von 73 Jahren) fast ausschließlich eine relative Netzhautarteriendruckerhöhung. In 13 Fällen war der Brachialisdruck erhöht, wobei 1mal eine absolute, 11mal eine relativ-diskordante Netzhautarteriendruckerhöhung und nur 4mal ein konkordanter Netzhautarteriendruck vorhanden war.

Unsere Beobachtungen widersprechen also denjenigen von BAILLIART und HERY, die bei diesen drei senilen Maculaerkrankungen meist eine Netzhautarterienhypotension gefunden haben. Sie zeigen, daß sich der Netzhautarteriendruck in den drei Maculaaffektionen verschieden verhält. *Bei den Drusen der Glaslamelle ist der Netzhautarteriendruck meist konkordant, selten relativ erhöht und nur ausnahmsweise herabgesetzt. Bei der senilen Maculaerkrankung ist der Netzhautarteriendruck auch oft konkordant; relative bzw. absolute Hypotension und Hypertension kommen gleich oft vor, sind aber wenig häufig. Hervorzuheben ist die Häufigkeit eines erhöhten Differentialdruckes infolge eines gesteigerten systolischen Netzhautarteriendruckes. Bei dem senilen Pseudotumor ist der Netzhautarteriendruck fast ausschließlich relativ erhöht.*

Wenn man auch der Auffassung von BAILLIART und HERY beistimmen kann, daß es sich bei den zwei letztgenannten Affektionen um Veränderungen der Capillarfunktionen („Netzhautcapillaritis") handelt, sind wir doch der Ansicht, daß der Entstehungsmechanismus, wie dies aus den Netzhautarteriendruckmessungen hervorgeht, verschieden ist. Man könnte annehmen, daß auch hier wie bei manch anderen Augenerkrankungen, die wir noch besprechen werden, eine *Dysorie* im Sinne von SCHÜRMANN und MACMAHON (1933) zugrunde liegt (vgl. S. 121).

Retinitis pigmentosa. MARCHESINI (1935) fand bei 3 Fällen 2mal eine Netzhautarterienhypotension und 1mal ein normales Verhältnis des Netzhautarteriendruckes zum Brachialisdruck. Demgegenüber beobachtete BARATTA (1937) einen erhöhten Netzhautarteriendruck und glaubte sich daher berechtigt, einen Angiospasmus als Ursache der Retinitis pigmentosa annehmen zu können. Daß aber ein erhöhter Netzhautarteriendruck für einen Angiospasmus nicht charakteristisch ist, wird später erörtert (vgl. S. 77).

C. Gefäßerkrankungen des Augenhintergrundes.

Arteriosklerose der Netzhautgefäße. Unser Material umfaßt 68 Fälle (36 Frauen, 32 Männer, mit einem Durchschnittsalter von 68 Jahren) und läßt sich wie folgend einteilen:

Brachialisdruck normal (10 Fälle).		Brachialisdruck erhöht (54 Fälle).		Brachialisdruck vermindert (4 Fälle).	
Netzhautarteriendruck:		Netzhautarteriendruck:		Netzhautarteriendruck:	
konkordant	7	konkordant	33	konkordant	2
absolute Hypert.	3	relative Hypert.	13	relative Hypert.	2
		„ Hypot.	8		

Auch hier zeigt sich, daß der Netzhautarteriendruck meist konkordant ist, oft aber auch eine absolute bzw. relative diskordante Netzhautarterienhypertension häufiger vorkommt als eine relative diskordante Hypotension. Letztere scheint besonders bei allgemeiner Hypertension vorzukommen. Auch DE ROOY (1938) fand bei Arteriosklerose meist eine Netzhautarteriendruckerhöhung.

Sklerose der Aderhautgefäße. Diese Veränderung kann auch ohne sklerotische Erscheinungen an den Netzhautgefäßen vorkommen, wie wir des öftern beobachten konnten. Unser Material beträgt 35 Fälle (24 Frauen, 11 Männer, mit einem Durchschnittsalter von 70 Jahren) und läßt sich wie folgend einteilen:

Brachialisdruck normal (17 Fälle).		Brachialisdruck erhöht (16 Fälle).		Brachialisdruck vermindert (2 Fälle).	
Netzhautarteriendruck:		Netzhautarteriendruck:		Netzhautarteriendruck:	
konkordant........	14	konkordant........	9	konkordant.........	2
absolute Hypert....	3	relative Hypert.....	5		
		„ Hypot.	2		

Aus obiger Tabelle entnehmen wir, daß die Netzhautarteriendruckverhältnisse denjenigen bei Sklerose der retinalen Gefäße annähernd gleich sind. Die relative bzw. absolute Hypertension ist bei letzterer etwas häufiger (26% : 23%).

Arteriitis retinae. Hery (1935) findet bei Capillaritis oft eine Periarteriitis, wobei der Netzhautarteriendruck meist herabgesetzt ist. Demgegenüber beobachtete Schousboe (1938) einen konkordanten oder relativ erhöhten Netzhautarteriendruck.

Retinitis proliferans. Franceschetti und Kiewe (1934) beobachteten in 2 Fällen, daß der allgemeine differentiale Blutdruck bedeutend erhöht war. Gleichzeitig bestand eine Liquordruckerhöhung. In unseren 4 Fällen fanden wir 4mal eine allgemeine Hypertension mit konkordantem Netzhautarteriendruck (2 Frauen, 2 Männer, mit einem Durchschnittsalter von 56 Jahren).

Embolie der Zentralarterie. Bei unseren 8 Fällen (2 Frauen, 6 Männer, mit einem Durchschnittsalter von 64 Jahren) war der Brachialisdruck 2mal normal, 5mal erniedrigt. Der Netzhautarteriendruck zeigte 4mal eine diskordante Erhöhung, 1mal eine diskordante Herabsetzung auf der betroffenen Seite; in 2 Fällen bestand beiderseits ein normales Verhältnis zum Brachialisdruck und in einem Fall eine beiderseitige diskordante Netzhautarterienhypertension.

Bei der Embolie der Zentralarterie kommt es also auf der betroffenen Seite des öftern zu einer diskordanten Netzhautarteriendruckerhöhung.

Hervorzuheben ist, daß in 6 von unseren 8 Fällen das linke Auge betroffen war.

Arterielle Netzhautspasmen. Bei arteriellen Netzhautspasmen wurde einerseits eine Netzhautarterienhypertension (Kurz 1931, Bailliart 1934, Bailliart und Rollin 1935, de Rooy 1938, Schousboe 1938, Cattaneo 1938, Candian 1938), anderseits aber auch eine Netzhautarteriendruckherabsetzung beobachtet (Bailliart und Tillé 1933 b, Schiff-Wertheimer 1935, Marchesini 1935, Farnarier 1938).

SCHOUSBOE fand auch einen konkordanten Netzhautarteriendruck; immer jedoch sei der Fritzsche Index[1] erhöht und das Gefäßkaliber verengert. Nach CANDIAN soll auch der Netzhautarteriendruck erhöht sein. Bei einer Schwangeren mit spastischen Erscheinungen beobachtete MARUCCI (1936) einen erhöhten Differentialdruck des Netzhautarteriendruckes.

CASSUTO (1938) erklärt diese diskordanten Befunde durch den Sitz des Angiospasmus. Entsteht der Spasmus peripher in den Netzhautästen der A. centralis retinae, so kommt es zu einer Netzhautarteriendruckerhöhung, entsteht er aber zentral hinter der Papille, so ist der Netzhautarteriendruck niedrig.

BAILLIART (1934) nimmt eine Veränderung des Kompressionswiderstandes der Gefäßwand während des Spasmus an.

Flimmerskotom, Migraine ophthalmique. Bei Flimmerskotom beobachtete SUGANUMA (1937 a, c) mit seinem Ophthalmodynamometer in drei Fällen nach dem Anfall eine Erhöhung des Netzhautarteriendruckes. Bei der Migraine ophthalmique unterscheidet JEAN-GALLOIS (1937) zwei Formen: eine jugendliche mit einer allgemeinen und retinalen Hypotension, eine der älteren Menschen mit Hypertension bei Arteriosklerose der Netzhautgefäße. BAILLIART und TILLÉ (1933 b) beobachteten bei Migraine ophthalmique meist einen niedrigen absoluten Netzhautarteriendruck.

Retinitis albuminurica (Retinopathia hypertonica). Unter diesem Namen verstehen wir die ophthalmoskopischen Veränderungen, die infolge einer Hypertension mit vorhandener Nierenschädigung auftreten (Blutungen, weiße, scharf oder unscharf begrenzte Herde, leichtes Papillen- und Netzhautödem, stark verengerte Arterien usw.). Die Fälle mit Stauungspapille werden wir später besprechen (S. 85). Wir sind uns zwar bewußt, daß eine scharfe Abgrenzung der verschiedenen Formen von Retinopathia infolge Hypertension fast unmöglich ist, da sehr oft Übergangsformen beobachtet werden oder dann sich eine Form mit der Zeit in die andere verwandelt. Doch scheint es uns besonders aus didaktischen Gründen angezeigt, die verschiedenen Formen zu trennen, und es ist auch von Interesse hervorzuheben, wie der Netzhautarteriendruck sich bei diesen Leiden verschieden verhalten kann.

BAILLIART (1923) hat bereits daraufhingewiesen, daß bei der Retinitis albuminurica der Netzhautarteriendruck meist diskordant stark erhöht

[1] Der FRITZsche Index soll den Rigiditätsgrad der Gefäßwand angeben. Er wird folgendermaßen festgestellt: Nachdem beim Ophthalmodynamometrieren die erste Pulsation gesehen wurde, bestimmt man wieviel Gramm es dazu braucht, um die Arterie während der Diastole vollständig zu komprimieren. Der Unterschied zwischen der ersten und dieser zweiten Zahl ergibt den Rigiditätsgrad der Arterie, der normalerweise zwischen 5 und 10 g variieren soll.

ist. Dieser Befund wurde dann des öftern bestätigt (EHLERS 1930, MAGITOT und DUBOIS 1932, FRITZ 1936, DUBOIS-POULSEN 1938, SCHOUSBOE 1938, SCHIECK 1941). BAILLIART und SCHIECK fanden, daß der Netzhautvenendruck kaum bzw. nicht erhöht ist.

Bei unseren 83 Fällen von Retinitis albuminurica (46 Frauen und 37 Männer, mit einem Durchschnittsalter von 53 Jahren) war der Brachialisdruck 64mal erhöht, 17mal normal, wobei der Netzhautarteriendruck nur 21mal diskordant und 4mal absolut erhöht und in 4 Fällen diskordant absolut herabgesetzt war. In 2 Fällen, wo gleichzeitig ein Ca des Magen-Darmapparats vorhanden war, bestand allgemeine und konkordante Netzhautarterienhypotension. Es zeigt sich also, daß bei der Retinopathia albuminurica der Netzhautarteriendruck meist konkordant (42mal) oder dann diskordant erhöht ist (25mal).

Diese Beobachtungen stimmen also nur teilweise mit denjenigen der früheren Autoren. Aus den obengenannten Erwägungen geht hervor, daß keine absolute Grenze zwischen den verschiedenen Formen vorhanden ist und vielleicht Fälle mit Stauungspapille und Maculastern mit inbegriffen wurden.

Hierbei möchten wir auf eine besondere Form von Retinopathie aufmerksam machen, die vielleicht der von anderen Autoren mit dem Namen Retinitis arteriosclerotica oder Retinitis von FOSTER MOORE bezeichnet wird, gleichzustellen ist (DUBOIS-POULSEN 1938). Ophthalmoskopisch besteht eine leicht verwaschene hyperämische Papille mit kleineren Netzhautblutungen und kleinen scharf begrenzten weiß-gelblichen Herden, die in der Macula meist zu einer Sternfigur ähnlich konfluieren. Die Arterien und oft auch die Venen sind stark und unregelmäßig verengt; die Arterien sogar öfters teilweise obliteriert. Niemals wird ein Netzhautödem beobachtet; der Brachialisdruck ist stark erhöht und der Netzhautartereindruck beträchtlich diskordant gesteigert. Auch der Liquordruck zeigt meist eine bedeutende Erhöhung. Die Nierenfunktion ist verändert. Prognostisch sind diese Fälle denjenigen mit Stauungspapille und Sternfigur gleichzustellen, immerhin kommt es erst nach 1 bis 2 Jahren ad Exitum (vgl. S. 86).

Bei unseren 6 Fällen (4 Frauen und 2 Männer, mit einem Durchschnittsalter von 50 Jahren) bestand stets eine beträchtliche diskordante Netzhautarterienhypertension mit erhöhtem Liquordruck; dies bestätigen die Befunde von DUBOIS-POULSEN (1938).

Kreuzungsphänomen (Gunn, Salus). PEYRET (1936) beobachtete beim Kreuzungsphänomen meist einen erhöhten Netzhautarteriendruck. Daß beim Kreuzungsphänomen meist ein relativ erhöhter Netzhautarteriendruck besteht, ist weiter nicht erstaunlich, da dieses Phänomen ja oft beim Fundus hypertonicus zu sehen ist.

Interessanter ist, daß man aber auch eine diskordante Netzhautarterienhypotension beobachten kann. Ein Kreuzungsphänomne kann ja auch bei Arteriosklerose der Netzhautarterien beobachtet werden, und wie wir bereits gesehen haben (S. 76), kann hier eine diskordante Hypotension vorkommen. Bei allgemeiner Arteriosklerose ist ein normaler bzw. niedriger allgemeiner Blutdruck keine Seltenheit und auch hier, wie wir sehen werden (vgl. S. 109), kommt eine relative bzw. diskordante Netzhautarterienhypotension vor.

Man könnte also annehmen, daß bei Beginn des Kreuzungsphänomens meist eine relative Netzhautarterienhypertonie vorkommt, daß es aber später besonders bei Entwicklung einer Arteriosklerose zu einem Abfall des peripheren Druckes im Sinne einer zirkulatorischen Insuffizienz kommen kann, die durch die Ophthalmodynamometrie erfaßbar ist.

Phlebitis retinae. VANCEA (1931) beobachtete bei 2 Fällen von Phlebitis retinae, trotz normalem Brachialisdruck, eine Netzhautarterienhypotension.

Thrombose der Netzhautvenen. Bei Astthrombose (EHLERS 1930) und bei Stammthrombose (SABBADINI 1937, ASCHER 1938, FARNARIER 1938) findet man häufig einen erhöhten Netzhautarteriendruck, und zwar meist mehr am betroffenen Auge. Demgegenüber erklärt FRITZ (1934, 1939) das Zustandekommen von Venenthrombosen durch eine relative Hypotension der Netzhautarterien. Auch MARCHESINI (1935) sah in einem Fall eine diskordante Netzhautarteriendruckherabsetzung am befallenen Auge, doch wie der Netzhautarteriendruck am anderen Auge war, wird nicht angegeben. Der oszillometrische Index der unteren Gliedmaßenarterien ist häufig herabgesetzt, und zwar meist bei Hypertonikern über 50 Jahre (DUBOIS-POULSEN 1938).

Bei unseren 59 Fällen (39 Frauen, 20 Männer, mit einem Durchschnittsalter von 63 Jahren) bestand 52mal eine allgemeine Hypertension und nur 7mal ein normaler Blutdruck. Der Netzhautarteriendruck zeigte in 21 Fällen beiderseits ein normales Verhältnis; 10mal bestand eine relativ diskordante Netzhautarterienhypertension, 2mal eine relativ diskordante Hypotension. In 19 Fällen war der Netzhautarteriendruck am betroffenen, 7mal am anderen Auge höher, und zwar meist im Sinne einer diskordanten relativen Hypertension.

An unserem Material erweist sich also, daß bei Netzhautvenenthrombose oft ein beiderseits gleichwertiger Netzhautarteriendruck beobachtet wird, und zwar meist im Sinne einer Konkordanz, jedoch kann auch eine relativ diskordante Netzhautarterienhypertension, seltener -hypotension, vorkommen.

Eine Seitendifferenz des Netzhautarteriendruckes zeigt sich relativ häufig, und zwar ist der Druck am betroffenen Auge meist höher (73%).

Was nun das häufigere Auftreten von Netzhautvenenthrombosen am rechten Auge betrifft, wie das FRITZ (1934, 1939) behauptet hat, können wir ihm nicht beistimmen. Wie bereits RINTELEN (1938 a) feststellen konnte, kommt die Venenthrombose an beiden Augen annähernd gleich häufig vor; ja es zeigte sich sogar aus unserem Material, daß die Lokalisation auf der linken Seite eher häufiger ist. Hervorzuheben ist noch, daß Frauen öfter befallen werden als Männer (39% : 20%).

Netzhautablösung. TILLÉ (1933) untersuchte bei 40 Patienten mit Netzhautablösung den Netzhautarteriendruck. Bei myopischer Ablatio soll eine diskordante Netzhautarterienhypertension, bei seniler Ablatio eine diskordante Netzhautarterienhypotension vorkommen. Patienten mit idiopatischer Netzhautablösung sollen ein normales Verhältnis des Netzhautarteriendruckes zum Brachialisdruck aufweisen, während solche mit allgemeiner Hypertension, Urämie, Ödem eine relativ diskordante Hypertonie zeigen.

D. Erkrankungen des Sehnerven.

Neuritis optica. Bei Neuritis optica verschiedenster Ursachen beobachteten RINTELEN (1937 a) und FARNARIER (1938) meist eine Netzhautarteriendruckerhöhung. Demgegenüber fand BARATTA (1937) einen normalen, also konkordanten, DE ROOY (1938) einen niedrigen, diskordanten Netzhautarteriendruck. VANCEA (1931) stellte bei Neuritis optica incipiens eine Netzhautarteriendruckerhöhung, bei Neuritis optica oedematosa aber eine Netzhautarteriendruckherabsetzung fest.

Bei unseren 15 Fällen (9 Frauen, 6 Männer) war der Brachialisdruck 10mal normal, wobei der Netzhautarteriendruck 8mal beiderseits ein normales Verhältnis und 2mal eine Seitendifferenz aufwies. Bei zwei rechtsseitigen Neuritiden war der Netzhautarteriendruck einmal beiderseits, doch rechts stärker absolut erhöht, einmal rechts konkordant, links aber absolut erniedrigt. In 2 Fällen bestand eine allgemeine Hypertension: 1mal mit einer beiderseitigen diskordanten relativen Netzhautarteriendruckerhöhung, 1mal eine Seitendifferenz mit konkordantem Netzhautarteriendruck am betroffenen Auge und relativ erhöhtem Netzhautarteriendruck am anderen Auge. In 3 Fällen mit allgemeiner Hypotension zeigte der Netzhautarteriendruck 2mal eine diskordante Hypertension, 1mal eine Seitendifferenz: diskordante relative Netzhautarteriendruckerhöhung am betroffenen Auge. Aus unserem Material geht also hervor, daß der Netzhautarteriendruck bei beidseitiger bzw. einseitiger Neuritis optica meist konkordant ist, daß aber eine relative bzw. absolute Netzhautarteriendruckerhöhung bestehen kann.

Neuritis retrobulbaris. Bei Neuritis retrobulbaris verschiedenster Ursachen beobachteten YANES (1936), ASCHER (1938) und FARNARIER (1938) einen erhöhten Netzhautarteriendruck. Letzterer Autor sah aber in einem Fall eine Netzhautarteriendruckherabsetzung, was BAILLIART und TILLÉ (1933 b) und MARCHESANI (1935) auch schon beschrieben hatten.

Bei *Alkohol-Nicotinamblyopie* ist der Netzhautarteriendruck meist niedrig (BIDAULT 1936, ORZALESI und CASSUTO 1938 c), doch kann er auch konkordant oder sogar erhöht sein.

Bei unseren 14 Fällen (4 Frauen, 10 Männer) mit Neuritis retrobulbaris war der Brachialisdruck 10mal normal, wobei der Netzhautarteriendruck 5mal eine diskordante Hypotension, 1mal eine diskordante Hypertension, 4mal ein normales Verhältnis aufwies. In 4 Fällen bestand eine allgemeine Hypertension: 2mal zeigte sich eine relative konkordante Netzhautarteriendruckerhöhung, 1mal eine diskordante Netzhautarteriendruckerhöhung und 1mal eine diskordante Netzhautarteriendruckherabsetzung.

Pseudoneuritis optica. Bei 6 Fällen bestand 5mal ein normales Verhältnis des Netzhautarteriendruckes zum Brachialisdruck. Nur 1mal war der Netzhautarteriendruck diskordant vermindert, doch lag in diesem Fall eine Tuberkulose vor (vgl. S. 113). Nach SOBANSKI (1935) besteht bei der Pseudoneuritis optica ein normales Verhältnis zwischen Netzhautarteriendruck und Netzhautvenendruck, aber ein sehr niedriger Augeninnendruck.

Diese Befunde sind ja nicht erstaunlich, da die Pseudoneuritis meist mit Refraktionsanomalien einhergeht und diese, wie wir bereits gesehen haben, den Netzhautarteriendruck nicht beeinflussen (vgl. S. 72).

Tumoren des Opticus und des Augeninnern. In einem Fall von Tumor des Nervus opticus beobachtete DE ROOY (1938) einen niedrigen Netzhautarteriendruck. Bei intraokularen Geschwülsten soll der Netzhautarteriendruck vor dem Augendruck ansteigen (ASCHER 1938).

Atrophia nervi optici. Während MARCHESINI (1935) in 2 Fällen von Opticusatrophie ein normales Verhältnis des Netzhautarteriendruckes zum allgemeinen Blutdruck beobachtet hatte, fanden FARNARIER (1938) und CONSTANTINE (1940) einen erhöhten, VANCEA (1931) einen verminderten Netzhautarteriendruck. Es handelte sich um postneuritische, tabische oder syphilitische Atrophien, sowie um posttraumatische Atrophien nach Durchschneidung des Opticus. Demgegenüber fand BARATTA (1937) bei aufsteigenden sowie bei postneuritischen Opticusatrophien einen konkordanten oder sogar leicht erniedrigten Netzhautarteriendruck, während bei primärer syphilitischen Atrophie der Netzhautarteriendruck erhöht war.

Bei 12 Fällen tabischer Opticusatrophie beobachteten LUQUE, GALMEZ und CASORZO (1940) einen erhöhten oder einen konkordanten Netzhautarteriendruck. KRÖGER (1939) sah in der Hälfte seiner 31 Fällen von tabischer Opticusatrophie einen verminderten Netzhautarteriendruck.

Bei unseren 13 Fällen von syphilitischer bzw. tabischer Opticusatrophie (4 Frauen, 9 Männer, mit einem Durchschnittsalter von 45 Jahren) war der Brachialisdruck 8mal normal, 5mal erhöht. Der Netzhautarteriendruck war 12mal konkordant und nur 1mal isoliert herabgesetzt.

Bei weiteren 11 Fällen von Atrophia nervi optici simplex (4 Frauen 7 Männer, mit einem Durchschnittsalter von 53 Jahren) verschiedener Ursache war der Brachialisdruck 8mal normal, 2mal erhöht, 1mal erniedrigt. Der Netzhautarteriendruck zeigte 8mal ein normales Verhältnis, 1mal eine relative und 1mal eine absolute Hypotension, 1mal eine absolute Hypertension.

Es ergibt sich also aus unseren Untersuchungen, daß der Netzhautarteriendruck meist mit dem Brachialisdruck konkordant ist und nur ausnahmsweise vermindert oder sogar erhöht sein kann, ob es sich nun um eine Atrophie infolge Syphilis oder einer anderen Ursache handle.

Theorie der Sehnervenatrophie. Wie wir bereits gesehen haben, hat BAILLIART (1923) darauf hingewiesen, daß bei guten Zirkulationsverhältnissen der Netzhautarteriendruck parallel dem Augendruck steigt und diesen letzteren sogar überwiegen muß. Ist das Ansteigen des Netzhautarteriendruckes ungenügend oder bleibt es aus, so kommt es zu Funktionsausfällen und zuletzt zur atrophischen Exkavation des Opticus.

LAUBER und sein Schüler SOBANSKI haben in zahlreichen Arbeiten (1935, 1936, 1937 a, b, 1938 a, b, 1941) die Theorie der Sehnervenatrophie bei Glaukom, Tabes, Retinitis pigmentosa, sowie bei der hereditären Form der Leberschen Atrophie aufgestellt und die Entlastungstherapie vorgeschlagen.

Eine normale Netzhautzirkulation kann nur zustande kommen, wenn der diastolische Netzhautarteriendruck um mindestens 20 mm Hg höher als der Augendruck ist. Wird aber dieses Verhältnis kleiner, indem der Augendruck relativ zunimmt und der Netzhautarteriendruck sich nicht anpaßt (Glaukom) oder indem bei normalem Augendruck der Netzhautarteriendruck sinkt (Tabes, Retinitis pigmentosa, Lebersche Atrophie), so kommt es zu Störungen der Capillarzirkulation und infolgedessen zur Atrophie der Netzhaut und des Opticus. Die Entlastungstherapie von LAUBER-SOBANSKI besteht dann einerseits in einer künstlichen Erhöhung des Brachialisdruckes, damit auch des Netzhautarteriendruckes, anderseits in einer Herabsetzung des Augendruckes, um das normale Verhältnis wieder zu erreichen. Tatsächlich handelt es sich bei Tabikern des öftern um Hypotoniker, bei welchen ein normaler Augendruck als Überdruck angesehen werden kann. Im gleichen Sinn würde bei Retinitis pigmentosa die pericarotische Sympathectomie therapeutisch wirken, was von MAGITOT und DESVIGNES (1934) empfohlen wurde (vgl. S. 24). LAUBER und SOBANSKI führen in ihren Arbeiten zahlreiche Beispiele guter Erfolge ihrer Entlastungstherapie an. Diese wurde dann von zahlreichen Autoren nachgeprüft, die zum Teil die guten Resultate bestätigen (LANGHAMMEROVA 1937, CZUKRASZ 1939, VILENKINA 1939), zum Teil aber verschiedener

Ansicht waren. Marchesani (1938) und Rintelen (1938 b) bestätigten teilweise die Ansichten von Lauber-Sobanski hinsichtlich der Tabes, doch beobachteten sie auch Fälle, wo ein entgegengesetztes Verhalten vorkam. So beschreibt Marchesani (1938) Fälle von Glaukom ohne Hochdruck, bei denen der Netzhautarteriendruck abnorm erhöht war. Horniker (1937 c) erreichte keine besseren Resultate bei Tabikern, als mit den üblichen Therapien und sprach sich gegenüber der ganzen Theorie skeptisch aus. So waren auch die Erfolge von Arruga (1936) nicht hervorragend. Ebenso sind unsere eigenen Erfahrungen in diesem Sinne nicht beweisend. Aumann, Brünig und Sohr (1938), die zwar die Ansichten von Lauber-Sobanski nicht teilen, fanden nach der Entlastungstherapie in 26% ihrer Fälle eine Besserung und in 13% eine Verschlechterung des Gesichtsfeldes. In 50% der Fälle war der Visus verbessert und in 31% verschlechtert. Ascher (1937, 1938) fand bei seinen Fällen von Tabes mit oder ohne Opticusatrophie keine wesentliche Unterschiede. Ebenso konnten Albrich und Kukan (1938 a), Kröger (1939), Constantine (1940), Luque und seine Mitarbeiter (1940) die Lehre der Sehnervenatrophie meist nicht bestätigen. Dimitrion (1938) erhob zu dieser Frage die kritische Bemerkung, daß anatomisch-pathologisch die Atrophie des Opticus retrobulbär und nicht in der Retina beginnt; klinisch erscheinen dagegen die Gefäßveränderungen bei einfacher progressiver Atrophie erst spät. Bei Tabes infantum der quoad visum gutartig verläuft, besteht ein unveränderter hoher Augendruck bei schon physiologisch niedrigem diastolischem und systolischem Brachialisdruck. Überdies kann die überwiegende Hypotonie bei Tabikern nicht bestätigt werden.

Knobloch (1937) erzeugte beim Kaninchen durch Elektrokoagulation der Sklera mittels Kugelelektrode eine länger dauernde Hypotonie des Bulbus. Darauffolgende Chininintoxikation oder großer Blutverlust bewirkten aber keine ophthalmoskopisch sichtbaren Veränderungen am Fundus bzw. am Opticus, weshalb Knobloch sich zur ganzen Lehre skeptisch verhält.

E. Störungen des Liquorkreislaufs. Glaukom.

Stauungspapille bei raumbeengenden Prozessen (Hirndruckpapille). Deyl (1912) beobachtete bei 3 Fällen von Stauungspapille einen erhöhten Netzhautarteriendruck, den er auf eine Arteriosklerose zurückführte, in der Annahme, daß bei Stauungspapille eine Hypotension des Netzhautarteriendruckes zu erwarten sei. Bailliart (1922, 1923) beobachtete meist einen mäßig erhöhten Netzhautarteriendruck, was von Rasvan (1926), Gaudissart (1927), Berens, Smith und Cornwall (1928), Baratta (1937), Draganesco und Lazaresco (1939) bestätigt wurde. Coppez (1926) hatte bereits darauf hingewiesen, daß vor dem Auftreten einer Stauungspapille ein erhöhter Netzhautarteriendruck zu beobachten sei.

BAILLIART (1929, 1930 a, b) kam nach seiner ersten Auffassung zur Überzeugung, daß der erhöhte Netzhautarteriendruck beim Auftreten der Stauungspapille wieder normal wird. Diese Beobachtungen wurden dann von DAMEL (1930), TILLÉ (1934), RIMBAUD, VIALLEFONT, ANSELME-MARTIN und LAFON (1934), GUILLOT und PAILLAS (1935) bestätigt. CLAUDE, LAMACHE und DUBAR (1928 a) nahmen an, daß dieser Netzhautarteriendruckabfall durch eine Insuffizienz des arteriellen Druckes bedingt sei. Diese Auffassung wurde von BAILLIART (1929, 1930 a, b) und ESPILDORA (1931 a, b) geteilt. SOBANSKI (1934, stellte auf Grund eigener Beobachtungen und an Tierversuchen fest, daß bei einer Stauungspapille infolge gesteigertem intrakraniellem Druck immer der Netzhautvenendruck, aber nicht immer der Netzhautarteriendruck erhöht sei. Daraus entwickelte er eine Theorie über die Entstehung der Stauungspapille, die sich auf das Verhältnis zwischen Netzhautvenendruck und Netzhautarteriendruck stützt. Wie wir bereits gesehen haben (vgl. S. 63), beträgt dieses normalerweise 1:1,7 bis 1:2,6. Wenn dieses normale Verhältnis sich aber in 1:1,1 bis 1:1,5 verwandelt, soll sich eine Stauungspapille entwickeln. Das Auftreten dieser Störung wäre also durch eine relative Druckerhöhung in der Zentralvene bedingt. LAUBER (1937) verteidigte diese Ansicht, indem er die Entstehung der Stauungspapille durch den zu niedrigen Netzhautarteriendruck erklärte: bei der Systole kann der Blutzufluß im Auge zu einer starken Überfüllung der Capillaren und Venen führen; die Kraft reicht nicht mehr aus, das venöse Blut über das Abflußhindernis hinwegzutreiben; je niedriger der Druck ist, desto eher entsteht eine Stauungspapille. Diese Auffassung von LAUBER ist der Annahme von CLAUDE, LAMACHE und DUBAR (1928 a) gleichzustellen.

Gegen die Theorie von SOBANSKI nimmt aber KYRIELEIS (1937) Stellung. Er sieht in der Papillenschwellung nicht die Folge des veränderten Verhaltens der Netzhautgefäßdrucke, sondern eine Folge der Veränderungen im Sehnerven (Schwellungszustände durch Eindringen des Liquors in den Axialstrang oder Rückstauung der parenchymatösen Saftströmung bzw. auf den Opticus sich ausdehnende Hirnschwellung). Auch MARCHESANI (1938) hält die Störung des physiologischen Verhältnisses zwischen den diastolischen Netzhautarteriendruckwerten und dem Venendruck nicht für die Ursache, sondern für die Folge der Stauungspapille. In diesem Sinne äußert sich auch SCHIECK (1942).

DE MORSIER, MONNIER und STREIFF (1939) haben darauf hingewiesen, daß, wenn man das Verhältnis des Liquordruckes zum Netzhautarteriendruck errechnet, einen Index erhält, der normalerweise 1,2 beträgt. Wenn dieser Index erniedrigt ist und unter 0,58, d. h. unter der Hälfte liegt, besteht eine Stauungspapille. Auf 18 diesbezüglich untersuchte Fälle waren nur zwei Ausnahmen zu bezeichnen. Ob die Störung des normalen Verhältnisses zwischen Netzhautarteriendruck und Liquordruck auch für die Entstehung einer Stauungspapille bei chronischem Nierenleiden von Bedeutung ist, wurde noch nicht untersucht.

Was den Netzhautvenendruck betrifft, haben wir bereits erwähnt (vgl. S. 68), daß BAURMANN (1934) aus der Höhe des Netzhautvenendruckes die Höhe des intrakraniellen Druckes berechnet; dies wurde von MARCHESANI (1938) bestätigt mit der Annahme, daß eine intrakranielle Drucksteigerung mit Sicherheit ausgeschlossen sei, wenn ein Venenpuls spontan oder bei leisestem Druck auftritt. Demgegenüber fand SERR (1936), daß bei Stauungspapille die Vene durch Kompression wie beim Normalen kollabieren kann; dazu wäre jedoch bei älteren Stauungspapillen ein höherer Druck nötig. Anderseits glauben DUBAR und LAMACHE (1928, 1929), daß bei Stauungspapille der Netzhautvenendruck nicht unbedingt erhöht sein müsse. Gegen die Annahme von SERR, daß bei Stauungspapille niemals ein spontaner Venenpuls zu beobachten sei, wendet JÄGER (1940) ein, daß ein spontaner Venenpuls auch bei Stauungspapille durch ein vorübergehendes Absinken des intrakraniellen Druckes vorkommen kann.

Bei unseren 30 Fällen mit Stauungspapille infolge raumbeengenden Prozessen des Schädelinnern (Tumoren, Solitärtuberkel, Abszesse) war der Brachialisdruck meist normal (20 Fälle); 2mal bestand ein erniedrigter, 7mal ein mäßig erhöhter Blutdruck. Demgegenüber wies der Netzhautarteriendruck öfters Veränderungen auf: in 9 Fällen war eine diskordante Netzhautarteriendruckherabsetzung, in 5 Fällen eine diskordante Netzhautarteriendruckerhöhung. Diesbezüglich ist hervorzuheben, daß bei der Netzhautarteriendruckerhöhung die Pluswerte meist nie mehr als 20 bis 30 g betrugen, in einem Fall allerdings 60 g. Daß die Lokalisation des raumbeengenden Prozesses dabei die Hauptrolle spielt, geht daraus hervor, daß es sich in vielen Fällen um Tumoren der hinteren Schädelgrube handelte. Auf den Lokalisationswert der Ophthalmodynamometrie bei Gehirntumoren werden wir später noch näher eingehen (vgl. S. 98).

Hervorzuheben ist noch, daß bei unseren Fällen der Liquordruck meist erhöht war (20 Fälle). Anderseits konnten wir immer ein sofortiges Kollabieren der Netzhautvenen, wenn auch meist ohne Pulserscheinung, beobachten, was die Untersuchungen von SERR bestätigt, aber gegen die Annahme von BAURMANN und MARCHESANI spricht.

Stauungspapille bei Nierenleiden. BAILLIART (1919 a), EHLERS (1930), ABRAMI, GALLOIS und STEHELIN (1930 und 1931), SENDRAL und JEAN-GALLOIS (1930), LABESSE (1932), MAGITOT und DUBOIS (1933 b), MAGITOT (1934), COUADAU (1936), FRITZ (1936), DUBOIS-POULSEN (1938), SCHOUSBOE (1938), SCHIECK (1941) beobachteten in allen ihren Fällen eine Netzhautarteriendruckerhöhung, und zwar meist von ganz beträchtlichem Grad. Nur ausnahmsweise war der Netzhautarteriendruck mit der allgemeinen Hypertension konkordant; der Netzhautvenendruck war demgegenüber normal (DUBOIS-POULSEN 1938, SCHIECK 1941).

Hinsichtlich des Liquordruckes zeigen die Beobachtungen von RISER, COUADAU, PLANQUES, VALDIGNÉ (1936), DUBOIS-POULSEN (1938) und KENEL (1939) meist eine Hypertension, die sehr stark sein kann.

Bei unseren 46 Fällen von Stauungspapille bei Nierenleiden (21 Frauen, 25 Männer, mit einem Durchschnittsalter von 47 Jahren) war der Brachialisdruck 46mal erhöht. Der Netzhautarteriendruck zeigte 37mal eine beträchtliche diskordante Erhöhung, meist über 30 g des normalen Verhältnisses. Nur 8mal bestand Konkordanz und 1mal ausnahmsweise eine isolierte Netzhautarteriendruckherabsetzung, welche durch eine Kreislaufinsuffizienz zu erklären war.

Unsere Beobachtungen bestätigen also die Befunde der früheren Autoren. Auch hinsichtlich des Geschlechts und des Alters zeigt sich, daß Männer mehr befallen sind und daß das Durchschnittsalter 47 Jahre beträgt, wie dies auch DUBOIS-POULSEN (1938) hervorgehoben hat. Was die Prognose solcher Fälle betrifft, gilt das bekannte Gesetz (GRANT 1932), daß die meisten Patienten innerhalb eines Jahres ad Exitum kommen.

Hinsichtlich der Therapie wurden wiederholte Lumbalpunktionen als lindernd empfohlen, da, wie wir gesehen haben, der Liquordruck meist stark erhöht ist (COUADAU 1936, KENEL 1939, 1941, 1945). Doch ist die günstige Wirkung dieser Therapie meist nur von kurzer Dauer. Es kann sogar eine Verschlechterung des Allgemeinzustandes eintreten und den Exitus rasch herbeiführen, wie wir es verschiedentlich beobachten konnten und es auch von anderen Autoren hervorgehoben wurde (MAGITOT und DUBOIS 1933 a, BUSACCA 1937, DUBOIS-POULSEN 1938). Auf alle Fälle ist bei der Lumbalpunktion größte Vorsicht angebracht und bei jedem einzelnen Patienten eine adäquate Indikationsstellung erforderlich.

Hinsichtlich der Differentialdiagnose zwischen Stauungspapille infolge allgemeiner Hypertension bei Nierenschädigung und derjenigen infolge Erhöhung des intrakraniellen Druckes bei raumbeengenden Prozessen scheint uns die Ophthalmodynamometrie einen bedeutenden Anhaltspunkt zu geben. Abgesehen von der allgemeinen Symptomatologie, die meist zur Diagnose führt, gibt es doch Fälle, bei denen der ophthalmoskopische Befund nicht entscheidend ist, besonders wenn noch neurologische Symptome Zweifel aufbringen. Die Netzhautarteriendruckmessung sollte nicht unterlassen werden, da bei Stauungspapille infolge eines raumbeengenden Prozesses der Netzhautarteriendruck meist konkordant, ja sogar erniedrigt ist oder im Falle einer Diskordanz nur ganz ausnahmsweise beträchtlich erhöht ist. Zudem ist der Brachialisdruck, wenn überhaupt erhöht, meist nur mäßig gesteigert.

Demgegenüber erweist sich bei durch allgemeine Hypertension bedingten Stauungspapillen der Netzhautarteriendruck meist beträchtlich diskordant gesteigert. Als Ursache solcher Stauungspapillen wird meist der intrakranielle Hochdruck angesprochen (SCHIECK 1942). Ob aber der intrakranielle Hochdruck allein die Stauungspapille bei chronischen Nierenleiden hervorruft und toxische Einflüsse nicht doch eine Rolle spielen, bleibe dahingestellt.

Glaukom. Der Brachialisdruck soll bei systematischen Untersuchungen Glaukomkranker durchschnittlich höhere Werte aufweisen als bei Normalen (GILBERT 1912, KÜMMEL 1914), doch ist das keineswegs die Regel (ELSCHNIG 1917). Auch der mittlere Brachialisdruck soll nach ROLLET (1931), DE SAINT-MARTIN und MERIEL (1932), BAILLIART, GOMEZ und MONQUIN (zit. VAQUEZ und GLEY 1936) bei Glaukom erhöht sein. Aber auch diese Befunde sind inkonstant (MAGITOT 1939).

Der Netzhautarteriendruck wurde bei Glaukom des öftern gemessen. Die meisten Autoren fanden dabei eine Netzhautarteriendruckerhöhung (YANES 1936, SABBADINI 1937, BULSON 1938, ASCHER 1938, DE ROOY 1938, LOPEZ 1938 a, b, HILTON-RIBEIRO 1939). Richtiger unterscheidet BAILLIART (1922, 1930 c, 1937 b) das Verhalten des Netzhautarteriendruckes beim chronischen und beim akuten Glaukom. Bei ersterem ist der Netzhautarteriendruck meist höher als der Augendruck. Demgegenüber ist beim akuten Glaukom der Netzhautarteriendruck meist niedriger als der Augendruck und es kommt zum spontanen Netzhautarterienpuls der bereits von VON GRÄFE (1855) beschrieben worden ist und heute eine allbekannte Erscheinung ist. Aus der Messung des Netzhautarteriendruckes lassen sich nach BAILLIART wichtige Rückschlüsse auf die Prognose und therapeutische Beeinflußbarkeit des Glaukoms ziehen, was von LOPEZ (1938 b) und GANDOLFI (1939) bestätigt wurde.

Wie wir es bereits erläutert haben (S. 51), steigt der Netzhautarteriendruck parallel mit dem Augendruck. Man kann dies praktisch mit dem Ophthalmodynamometer nachweisen: wir messen den systolischen Netzhautarteriendruck und drücken bis keine Pulsation mehr vorhanden ist. Bei Anhalten des gleichen Druckes erscheinen in kürzester Zeit die Pulsationen wieder. Bei Erhöhen des Druckes verschwinden sie nochmals, um kurz darauf wieder zu erscheinen. Also variiert der Netzhautarteriendruck gleichsinnig mit dem Augendruck. In dieser Hinsicht zitieren MAGITOT und TILLÉ (1932) als klinisches Beispiel einen Fall von plötzlichem retrobulbärem Hämatom nach retrobulbärer Novocaineinspritzung. Der Augendruck stieg auf 95 mm Hg und der Netzhautarteriendruck noch höher. Nach 5 Minuten sank der Augendruck auf 65 mm Hg und wurde vom Netzhautarteriendruck gefolgt, jedoch blieb dieser immer etwas höher. Anderseits beobachteten BAILLIART und TILLÉ (1932) einen Glaukompatienten, bei dem der Augendruck 50 bis 60 mm Hg, der Netzhautarteriendruck 90 mm Hg betrugen und der keinerlei funktionelle Augenstörungen aufwies. Ähnliche Fälle wurden auch von SOBANSKI (1936 c) beobachtet.

Man kann also annehmen, daß bei guten Zirkulationsverhältnissen der Netzhautarteriendruck parallel zum Augendruck steigt. Ist aber das Ansteigen des Netzhautarteriendruckes ungenügend oder bleibt es sogar aus, so kommt es zu Funktionsausfällen, gegen welche man therapeutisch eingreifen muß. Auch in dieser Hinsicht lassen sich aus den gemessenen Netzhautarteriendruckwerten Rückschlüsse ziehen, besonders wenn man den Parallelismus zwischen Augendruck- und Netzhautarteriendrucksenkung betrachtet.

Auch durch das gestörte Verhältnis des Netzhautarteriendruckes zum Augendruck erklärt BAILLIART die atrophische Exkavation des Opticus bei Glaukom (vgl. S. 50).

Was den Netzhautvenendruck betrifft, kommt BAILLIART (1923) zum Schluß, daß er bei Glaukom in einem annähernd normalen Verhältnis zum Augendruck bleiben muß, d. h. daß die Netzhautvenendruckwerte meist über den Augendruckwerten liegen. So konnte BAILLIART bei 57 Glaukompatienten nur 3mal einen spontanen Venenpuls sehen, was für eine Erhöhung des Netzhautvenendruckes gegenüber dem Augendruck spricht. Anderseits ist hervorzuheben, daß die Venen auch bei sehr hohen Augendruckwerten niemals abgedrosselt sind, sondern ihre Wand durch das Ophthalmodynamometer noch zusammengedrückt werden kann.

Bei unseren 29 Fällen von Glaukoma simplex mit beiderseits gleichhohem Augendruck und Netzhautarteriendruck war der Brachialisdruck 13mal normal, 16mal erhöht. Der Netzhautarteriendruck in Gramm ausgedrückt, zeigte 4mal eine diskordante relative, 1mal eine absolute Hypertension. Bei der Umrechnung in mm Hg veränderten sich diese Verhältnisse nur insofern, als der absolute verminderte Netzhautarteriendruck konkordant und ein 1mal konkordanter Netzhautarteriendruck absolut erhöht erschien.

Bei 8 Fällen von akutem Glaukom, bei welchen es noch möglich war, den Netzhautarteriendruck zu messen, war dieser 3mal konkordant, 2mal diskordant, 1mal absolut erhöht und 2mal diskordant herabgesetzt. In mm Hg ausgedrückt blieb das Verhältnis annähernd gleich. Der Brachialisdruck war 3mal normal, 5mal erhöht. Bei 16 Fällen von einseitigem Glaukoma simplex mit beiderseits gleichhohem Netzhautarteriendruck war der Brachialisdruck 6mal normal, 10mal erhöht. Der Netzhautarteriendruck in Gramm ausgedrückt war dabei 12mal konkordant, 3mal isoliert vermindert, 1mal isoliert erhöht. In mm Hg ausgedrückt veränderte sich der absolut herabgesetzte Netzhautarteriendruck insofern, daß er konkordant wurde. 2mal wurde ein konkordanter Netzhautarteriendruck relativ erhöht.

In 5 Fällen von einseitigem akutem Glaukom, wo der Netzhautarteriendruck in Gramm an beiden Augen gleich hoch und mit dem Brachialisdruck konkordant war, veränderte sich das Verhältnis stets, wenn der Netzhautarteriendruck in mm Hg ausgedrückt wurde, und zwar immer im Sinne einer Erhöhung, die absolut oder diskordant war. Der Brachialisdruck war 2mal normal, 3mal erhöht.

Bei 6 Fällen von verschiedenen Augendruck- und Netzhautarteriendruckwerten veränderte sich das Verhältnis zwischen den in Gramm ausgedrückten und in mm Hg umgerechneten Werten insofern, als letztere Druckunterschiede einfach kleiner wurden.

Es zeigt sich also, daß die Umrechnung von Gramm in mm Hg nur bei einseitigem akutem Glaukom mit beiderseits gleichen Netzhautarteriendruckwerten eine Änderung der Druckverhältnisse aufweist, und zwar im Sinne einer Netzhautarteriendruckerhöhung. Diese Tatsache würde für lokale Zirkulationsstörungen sprechen, die letzten Endes für die Entstehung des Glaukomanfalles nicht ohne Bedeutung sein könnten.

F. Erkrankungen des Augenmuskelapparates.

Oculomotoriuslähmung. Vita (1925 a) beobachtete bei einem Fall von totaler Ophthalmoplegie, deren Ätiologie nicht angegeben ist, eine der Seite der Lähmung entsprechende Netzhautarteriendruckerhöhung. Ob es sich tatsächlich um eine gleichseitige Erhöhung und nicht eher um eine gegenseitige Netzhautarteriendruckherabsetzung gehandelt hat, bleibt dahingestellt, da bei Rückgang der Lähmung der Netzhautarteriendruck an beiden Augen gleich wurde; zwar stieg er auf der Gegenseite auf die gleiche Höhe wie auf der gelähmten Seite.

Pupillotonie, Adiesches Syndrom. Bei 3 Fällen beobachteten wir konkordante Netzhautarteriendruckwerte; der Brachialisdruck war 1mal normal und 2mal erhöht.

Argyll Robertson. Bei 29 Fällen fanden wir 26mal einen konkordanten Netzhautarteriendruck, 2mal eine Netzhautarteriendrucksenkung, 1mal einen erhöhten Differential-Netzhautarteriendruck. In 6 Fällen bestand eine Atrophie des Nervus opticus, wobei der Netzhautarteriendruck 5mal konkordant und nur 1mal absolut vermindert war (vgl. S. 81). Der Brachialisdruck war 18mal normal, 9mal erhöht, 2mal herabgesetzt.

Claude Bernard-Horner. Bei 7 Fällen, die seit einiger Zeit bestanden, zeigte der Netzhautarteriendruck keine Seitendifferenzen und die Werte waren stets konkordant. Der Brachialisdruck war 4mal normal, 2mal erhöht und 1mal erniedrigt.

Es zeigt sich also, daß bei Pupillenstörungen der Netzhautarteriendruck so zu sagen immer konkordant ist.

III. Verhalten des Netzhautarteriendruckes bei Erkrankungen der Nase und des Mundes.

BAILLIART und CARETTE (1926) fanden bei kleineren Eingriffen an der Nase (Resektion der Nasenmuscheln) in einem von drei Fällen eine Erhöhung des Netzhautarteriendruckes, während ROLLET, SARGNON und COLRAT (1926) bei zwei Patienten eine Herabsetzung des Netzhautarteriendruckes bei gleichzeitig bestehender Neuritis optica beobachtet hatten. GUILLERMIN und CHAMS (1931) sahen bei 43 Patienten in 93% der Fälle beinahe immer eine andauernde Netzhautarteriendruckabnahme, der in der Hälfte der Fälle eine einige Tage anhaltende Erhöhung vorausging. Die Netzhautarteriendruckänderungen wurden hier als sympathisches Reflexphänomen gedeutet. Diese Beobachtungen wurden von BIETTI und LUGLI (1936) sowie von ALAGNA (1937) bestätigt, während CATTANEO und LASAGNA (1938) sofort nach der Operation die bereits erwähnte Netzhautarteriendruckerhöhung in 57% der Fälle beobachteten. Nach 6 bis 24 Stunden war die Erhöhung bei 76% zu finden und nach einigen Monaten nur noch bei 27%. Eine Netzhautarteriendruckabnahme sofort nach der Operation wurde in 3%, einige Monate später nur in 14% der Fälle gesehen.

Bei Reizzuständen am Septum sahen WORMS und CHAMS (1931 b) oft einen erhöhten Netzhautarteriendruck, der bei zur Atrophie neigenden Rhinitiden aber meist herabgesetzt war. BIETTI und LUGLI (1936) beobachteten bei verschiedenen Nasenerkrankungen öfters eine Erhöhung als eine Verminderung des Netzhautarteriendruckes.

Nach Absaugen der Tonsillien fanden WORMS und CHAMS (1931 b) einige Sekunden später eine Abnahme des Netzhautarteriendruckes, die 2 bis 3 Tage andauerte.

IV. Verhalten des Netzhautarteriendruckes bei Erkrankungen des Nervensystems.

A. Erkrankungen der Hirnhäute.

Insolatio. In 2 Fällen war der Brachialisdruck normal, der Netzhautarteriendruck 1mal konkordant, 1mal absolut vermindert.

Arachnitis. Bei 8 Fällen (5 Frauen, 3 Männer, mit einem Durchschnittsalter von 34 Jahren) war der Brachialisdruck stets normal. Der Netzhautarteriendruck wies 5mal konkordante Werte auf; 2mal bestand eine diskordante absolute Hypotension, 1mal eine diskordante absolute Hypertension.

SPINELLI (1933) sah in 3 Fällen einen isoliert erhöhten Netzhautarteriendruck. KENEL (1939) beobachtete 5 Fälle, wovon 4 einen meist beiderseits erhöhten Netzhautarteriendruck aufwiesen.

Meningitis. Bei 18 Fällen von Meningitis verschiedener Ursache war der Brachialisdruck 10mal normal, 4mal erhöht, 4mal herabgesetzt. Der Netzhautarteriendruck wies 16mal konkordante Werte auf; nur 2mal (tuberkulöse bzw. benigne lymphocytäre Meningitis) bestand eine relative diskordante Netzhautarteriendruckverminderung bei allgemeiner Hypertension. Bei Meningitis serosa beobachteten KALT (1928), CLAUDE, LAMACHE und DUBAR (1927), MAGITOT (1926, 1927), LAMACHE und DUBAR (1928), ESPILDORA (1931 a), VENCO (1932), TILLÉ (1934) meist eine Erhöhung des Netzhautarteriendruckes und des Liquordruckes. Auch SPINELLI (1933) machte die gleichen Beobachtungen und kam zum Schluß, daß nach Lumbalpunktion der erhöhte Netzhautarteriendruck wieder normale Werte erreicht, während er bei Tumor cerebri unverändert bleibt, was differentialdiagnostisch von Bedeutung sein könnte.

B. Erkrankungen des Gehirns (Neurologischer Teil).

Angiospasmen. SCHOUSBOE (1937) beobachtete bei 33 Fällen von cerebralen Angiospasmen verschiedenster Ursache einen „normalen" Netzhautarteriendruck bei 14 Fällen, einen erhöhten Netzhautarteriendruck bei 19 Fällen. Diese Netzhautarteriendruckerhöhung war in 7 Fällen beiderseits, in 12 Fällen auf der Seite der stärksten Hirnschädigung höher. Im weiteren Verlauf der Erkrankung kam es zu einer Normalisierung des Verhältnisses des Netzhautarteriendruckes zum Brachialisdruck; so wurde bei den Fällen mit Seitendifferenz der Netzhautarteriendruck beiderseits gleich. In den Fällen aber, wo der Netzhautarteriendruck beiderseits bzw. einseitig erhöht bleibt, soll es sich um Arteriosklerose der Gehirngefäße handeln (21% der Fälle).

Genuine Epilepsie. Bei unseren 66 Fällen (23 Frauen, 43 Männer, mit einem Durchschnittsalter von 38 Jahren) war der Brachialisdruck 52mal normal, 9mal erhöht, 5mal vermindert. Der Netzhautarteriendruck zeigte 34mal konkordante Werte, 28mal eine diskordante Hypotension (22mal isolierte, 6mal relative, und zwar 4mal bei allgemeiner Hypertonie), 4mal eine diskordante absolute Hypertension.

MOREL, FRANCESCHETTI und STREIFF (1938) haben bereits darauf hingewiesen, daß es bei essentieller Epilepsie häufig zu einer relativen oder absoluten Netzhautarterienhypotension kommt, was übrigens auch schon BAILLIART (1923), CLAUDE, LAMACHE und DUBAR (1928 b), WORMS und CHAMS (1931 a), BAILLIART und TILLÉ (1933 b), BAILLIART und DEFRANCE (1942) beobachtet hatten. Demgegenüber fanden ROSSI (1932), RINTELEN (1937 a) und HORNIKER (1937 c) meist eine Netzhautarteriendruckerhöhung. Eine Instabilität des Netzhautarteriendruckes wurde von DUBAR und PICARD (1927), DUBAR (1928), VANCEA (1931) beschrieben, wobei gleichsinnige Variationen des Liquordruckes beobachtet wurden.

Jacksonsche Epilepsie. Bei unseren 12 Fällen (4 Frauen, 8 Männer, mit einem Durchschnittsalter von 38 Jahren) war der Brachialisdruck 9mal normal, 2mal erhöht, 1mal vermindert. Der Netzhautarteriendruck wies meist konkordante Werte (9mal) auf; nur in 3 Fällen zeigte sich eine absolute diskordante Netzhautarteriendruckherabsetzung. In einem Fall mit linksseitigen Symptomen war der Netzhautarteriendruck am rechten Auge absolut erhöht. Auch HORNIKER (1937 c) beobachtete in einem Fall eine Seitendifferenz, und zwar war der Netzhautarteriendruck rechts höher als links.

Littlesche Krankheit. Bei 2 Männern im Alter von 18 bzw. 19 Jahren war der Brachialisdruck normal, der Netzhautarteriendruck konkordant.

Arteriosklerosis cerebri. Bei 122 Patienten (56 Frauen, 66 Männer, mit cerebralen Erscheinungen infolge herdförmigen Läsionen vascularen Ursprungs (37mal links, 27mal rechts, 58mal diffus) war der Brachialisdruck 47mal normal, 73mal erhöht, 1mal vermindert. Der Netzhautarteriendruck zeigte 49mal konkordante Werte, 34mal eine diskordante (7mal absolute, 27mal relative) Hypertension, 18mal eine diskordante (8mal absolute, 10mal relative) Hypotension. Eine Seitendifferenz kam 17mal vor. Bei Sitz des Herdes auf der linken Seite war der Netzhautarteriendruck am rechten Auge 7mal herabgesetzt und 6mal erhöht; am linken Auge war er stets konkordant. Bei Sitz des Herdes auf der rechten Seite war der Netzhautarteriendruck am linken Auge 3mal vermindert und 1mal erhöht. Hervorzuheben ist auch noch, daß bei 23 Fällen die früher einen Schlaganfall erlitten, der Brachialisdruck 8mal normal, 14mal erhöht und 1mal herabgesetzt war.

Arteriosklerosis cerebri mit Hemiplegie. Wir haben 122 Fälle von Hemiplegien vasculären Ursprungs untersucht: 68 davon waren linksseitig und 54 rechtsseitig.

a) *Linksseitige Hemiplegie.* Bei unseren 68 Fällen (34 Frauen, 34 Männer, mit einem Durchschnittsalter von 60 Jahren) war der Brachialisdruck 26mal normal, 42mal erhöht, 1mal vermindert. Der Netzhautarteriendruck war 30mal beiderseits konkordant, 10mal beiderseits diskordant herabgesetzt (2mal absolut, 8mal relativ), 5mal beiderseits diskordant relativ erhöht. Bei 23 Fällen bestand eine Seitendifferenz, und zwar war der Netzhautarteriendruck 14mal am rechten und 9mal am linken Auge höher.

b) *Rechtsseitige Hemiplegie.* Bei unseren 53 Fällen (29 Frauen, 24 Männer, mit einem Durchschnittsalter von 59 Jahren) war der Brachialisdruck 21mal normal, 29mal erhöht, 3mal vermindert. Der Netzhautarteriendruck war 20mal beiderseits konkordant, 9mal beiderseits diskordant herabgesetzt (4mal absolut, 5mal relativ bei allgemeiner Hypertension), 5mal beiderseits diskordant relativ erhöht. Bei 21 Fällen bestand eine Seitendifferenz, und zwar war der Netzhautarteriendruck

13mal am linken Auge und 7mal am rechten Auge höher. Am anderen Auge erwies sich der Netzhautarteriendruck konkordant oder dann diskordant (relativ bzw. isoliert) vermindert oder erhöht. Im letzteren Fall war aber am gegenseitigen Auge der Netzhautarteriendruck höher.

Es zeigt sich also, daß sowohl bei links- als bei rechtsseitiger Hemiplegie der Netzhautarteriendruck sich meist beiderseits gleich verhält; wenn jedoch eine Seitendifferenz besteht, so ist er oft auf der Seite des Herdes höher.

Nach GIRAUD (1931) soll der Brachialisdruck bei frischen Hemiplegien auf der gelähmten Seite niedriger bzw. höher sein, wenn es sich um Veränderungen im Gebiete der Stammganglien oder der Rinde handelt. Bei alten Läsionen soll der Brachialisdruck auf der gelähmten Seite stets niedriger sein. PAULIAN, BISTRICEANU und FORTUNESCU (1939) beobachteten bei 22 Hemiplegikern mit schlaffer Lähmung eine Erhöhung des systolischen und eine Herabsetzung des diastolischen Blutdruckes auf der gelähmten Seite. Im weiteren Verlaufe kehrte sich mit der Entwicklung der spastischen Erscheinungen dieses Verhältnis um; es wurde bei völliger Heilung wieder normal.

CATTANEO (1938) fand bei frischen Fällen stets einen erhöhten, bei alten Fällen meist einen herabgesetzten Netzhautarteriendruck. In fast zwei Drittel der Fälle bestand auf der Seite der Hirnläsion ein höherer Netzhautarteriendruck, in einem Drittel war er beidseits gleich. Der Brachialisdruck zeigte in der Hälfte der Fälle mehr oder weniger erhöhte Werte.

BAILLIART und DEFRANCE (1942) beobachteten bei Arteriosklerotikern mit apoplektischem Insult meist einen erhöhten Netzhautarteriendruck, in 2 Fällen bestand eine Herabsetzung des Netzhautarteriendruckes.

Arteriosklerosis cerebri mit homonymer Hemianopsie.

a) *Linksseitige Hemianopsie.* Bei 11 Fällen (3 Frauen, 8 Männer, mit einem Durchschnittsalter von 62 Jahren) war der Brachialisdruck 4mal normal, 7mal erhöht. Der Netzhautarteriendruck war 5mal konkordant, 3mal diskordant erhöht (1mal absolut, 2mal relativ). Bei 3 Fällen bestand eine Seitendifferenz, und zwar war der Netzhautarteriendruck 2mal am linken Auge und 1mal am rechten Auge höher.

b) *Rechtsseitige Hemianopsie.* Bei 11 Fällen (3 Frauen, 8 Männer, mit einem Durchschnittsalter von 66 Jahren) war der Brachialisdruck stets erhöht, wobei der Netzhautarteriendruck 3mal konkordant, 4mal diskordant erhöht, 1mal diskordant vermindert war. Bei 3 Fällen bestand eine Seitendifferenz, und zwar war der Netzhautarteriendruck 2mal am linken Auge und 1mal am rechten Auge höher.

Es zeigt sich also, daß bei homonymer Hemianopsie der Netzhautarteriendruck meist beiderseits gleich, und zwar oft diskordant erhöht oder dann konkordant ist. Bei Seitendifferenz war der Netzhautarteriendruck 3mal auf der Herdseite und 3mal auf der Gegenseite höher.

Arteriosklerosis cerebri mit Pseudobulbärem Syndrom. Bei 5 Fällen (1 Frau, 4 Männer, mit einem Durchschnittsalter von 66 Jahren) war der Brachialisdruck 2mal normal, 2mal erhöht, 1mal herabgesetzt. Der Netzhautarteriendruck zeigte 4mal konkordante Werte; nur 1mal bestand eine diskordante relative Hypotension bei allgemeiner Hypertension.

Arteriosklerosis cerebri mit Fovilleschem Syndrom. Bei 2 Männern im Alter von 49 bzw. 50 Jahren war der Brachialisdruck erhöht, der Netzhautarteriendruck konkordant. In beiden Fällen bestand eine Retinitis proliferans (vgl. S. 76).

Parkinsonsche Krankheit (degenerative Form). Bei 11 Fällen (8 Frauen, 3 Männer, mit einem Durchschnittsalter von 68 Jahren) war der Brachialisdruck 4mal normal und 5mal erhöht, 2mal bestand erhöhter Differentialdruck. Der Netzhautarteriendruck war 4mal konkordant, 7mal diskordant vermindert (3mal absolut, 4mal relativ). Bei den 2 Fällen mit erhöhtem allgemeinem Differentialdruck zeigte der Netzhautarteriendruck einen diskordant herabgesetzten Differentialdruck.

Postencephalitischer Symptomenkomplex. Bei 19 Fällen (14 Frauen, 5 Männer, mit einem Durchschnittsalter von 47 Jahren) war der Brachialisdruck 13mal normal, 4mal erhöht, 2mal vermindert. Der Netzhautarteriendruck war nur 3mal diskordant, und zwar absolut herabgesetzt. Demgegenüber beobachtete HORNIKER (1937 c) bei 7 Fällen eine relative bzw. absolute Netzhautarteriendruckerhöhung.

Syphilitischer „Parkinsonismus“. Bei 2 Fällen war der Brachialisdruck erhöht, der Netzhautarteriendruck dagegen diskordant relativ vermindert. Es zeigt sich also, daß der Netzhautarteriendruck bei den verschiedenen Formen von „Parkinsonismus“ meist diskordant herabgesetzt ist.

Gehirnsyphilis. Bei 31 Fällen (14 Frauen, 17 Männer, mit einem Durchschnittsalter von 55 Jahren) war der Brachialisdruck 21mal normal, 8mal erhöht, 2mal vermindert. Der Netzhautarteriendruck war in nur 3 Fällen diskordant herabgesetzt (1mal absolut, 2mal relativ bei allgemeiner Hypertension), bei den übrigen 28 Fällen aber konkordant. CONSTANTINE (1940) beobachtete meist einen relativ bzw. isoliert erhöhten Netzhautarteriendruck, wobei Fälle mit Opticusatrophie dieselben Verhältnisse aufwiesen. TARGOWLA, LAMACHE und DUBAR (1930) fanden bei 9 Fällen nur in 55% einen normalen Netzhautarteriendruck.

Multiple Sklerose. Bei 70 Fällen (40 Frauen, 30 Männer, mit einem Durchschnittsalter von 38 Jahren) war der Brachialisdruck 53mal normal, 17mal erhöht. Der Netzhautarteriendruck zeigte 46mal konkordante Werte, 20mal eine diskordante (15mal absolute, 3mal relative) Hypotension, 4mal eine diskordante (1mal absolute, 3mal relative) Hypertension. Eine temporale Abblassung der Papille bestand nur bei 3 Fällen, und zwar 2mal bei absoluter diskordanter Herabsetzung des Netzhautarteriendruckes und 1mal bei konkordantem Netzhautarteriendruck.

ASCHER (1938) beobachtete teils normale, teils leicht erhöhte Netzhautarteriendruckwerte, während bei gleichzeitigem Bestehen retrobulbärer Neuritiden merklich erhöhte Netzhautarteriendruckwerte bestanden. HORNIKER (1937 b) fand in seinen Fällen zum Teil „normale", zum Teil erhöhte Werte.

Traumatische Schädel- und Hirnerkrankungen. An Hand unseres großen Materials (652 Fälle) scheint es uns aus didaktischen Gründen angezeigt, verschiedene Gruppen zu unterscheiden. Wir sind uns zwar bewußt, daß die Klassifizierung der Schädelverletzten nie ganz befriedigend sein wird, da diese immer wieder von verschiedenen Gesichtspunkten betrachtet werden können. Am meisten verbreitet ist die Einteilung in Schädelfraktur, Contusio, Commotio cerebri. Bekanntlich spielen heute die Spätfolgen eines Schädeltraumas eine große Rolle.

a) *Schädelfraktur.* Bei unseren 55 Fällen (24 Frauen, 21 Männer) war der Brachialisdruck 38mal normal, 6mal erhöht, 9mal vermindert; 2mal bestand ein erhöhter Differentialdruck. Der Netzhautarteriendruck wies 25mal konkordante Werte auf, 7mal war er relativ (3mal) oder absolut (4mal) erhöht, 12mal relativ (2mal) oder absolut (10mal) herabgesetzt. Auch hier kam eine Seitendifferenz (6mal) und ein erhöhter Differentialdruck (5mal) vor.

b) *Commotio cerebri ohne Fraktur.* Bei unseren 338 Fällen (90 Frauen, 248 Männer) war der Brachialisdruck 235mal normal, 41mal erhöht, 48mal vermindert; 15mal bestand ein erhöhter Differentialdruck. Der Netzhautarteriendruck war 156mal konkordant, 35mal erhöht (19mal isoliert, 16mal relativ); 69mal herabgesetzt (53mal isoliert, 16mal relativ). Eine Seitendifferenz kam 30mal, ein erhöhter Differentialdruck 30mal vor.

c) *Schädeltrauma ohne Fraktur und Commotio cerebri.* Bei unseren 40 Fällen (7 Frauen, 33 Männer) war der Brachialisdruck 27mal normal, 9mal erhöht, 4mal vermindert. Der Netzhautarteriendruck zeigte 24mal konkordante Werte, 4mal absolute bzw. relative Hypertension, 3mal eine absolute bzw. relative Hypotension. Hervorzuheben ist das relativ häufige Auftreten einer Seitendifferenz des Netzhautarteriendruckes (6mal). Auch kommt ein erhöhter Differentialdruck vor (3 Fälle).

d) *Encephalopathia posttraumatica.* Mit dieser Bezeichnung haben wir chronische Fälle zusammengefaßt, die ein Schädeltrauma erlitten hatten, ohne daß uns in pathogenetischer Hinsicht Näheres mitgeteilt wurde. Bei 219 Fällen (74 Frauen, 145 Männer) war der Brachialisdruck 137mal normal, 65mal erhöht, 16mal vermindert; 1mal bestand ein erhöhter Differentialdruck. Der Netzhautarteriendruck wies 107mal konkordante Werte auf, 13mal war er relativ (4mal) oder absolut (9mal) erhöht, 73mal relativ (27mal) bzw. absolut (46mal) herabgesetzt; 21mal bestand eine Seitendifferenz und 5mal erhöhter Differentialdruck. Auch der Starkstrom kann eine Encephalopathie hervorrufen, wobei ähnliche Druckveränderungen beobachtet werden. Nach VEIL und STURM (1942) kommt es zu einer allgemeinen Hypertension.

Aus unseren Untersuchungen geht also hervor, daß bei unkomplizierten Schädeltraumen der Netzhautarteriendruck häufiger konkordant ist (60%) als bei komplizierten Schädeltraumen und posttraumatischen Zuständen (46% bzw. 48%). Während eine relative oder absolute Netzhautarteriendruckerhöhung in allen Gruppen gleich wenig frequent ist (6% bis 12,7%), ist demgegenüber eine relative oder absolute Netzhautarteriendruckherabsetzung bei unkomplizierten Schädeltraumen eher selten (7,5%), bei komplizierten Fällen dagegen bereits häufiger (21%), bei posttraumatischen Spätfolgen aber am häufigsten (33%). Was die Seitendifferenz des Netzhautarteriendruckes betrifft, so ist diese in allen Gruppen fast gleich häufig (8 bis 11%); am häufigsten bei unkomplizierten Fällen. Ein erhöhter Differentialdruck der Netzhautarterien ist bei posttraumatischen Spätzuständen selten (2,5%), bei unkomplizierten bzw. komplizierten Schädeltraumen fast gleich häufig (7,5 bzw. 6,5%).

Eine ganze Reihe von Autoren hat sich mit der Netzhautarteriendruckmessung bei Unfallpatienten befaßt. Die meisten haben häufig eine Erhöhung des Netzhautarteriendruckes beobachtet (WORMS 1923, CLAUDE, LAMACHE und DUBAR 1928 b, BAILLIART 1930 b, VANCEA 1931, SERRA 1931, VENCO 1932, DI PRISCO 1933, TIRELLI 1936, ARNAUD und GUILLOT 1934, GUERRA 1935, HORNIKER 1937 c, KLAR 1937, RINTELEN 1938 a). Demgegenüber fanden LAMACHE und DUBAR (1928), VANCEA (1931), COPPEZ (1936), BAILLIART und DEFRANCE (1942) eine Netzhautarteriendruckherabsetzung, doch wurde auch eine Labilität des Netzhautarteriendruckes beschrieben (LAMACHE und DUBAR 1928, WINTHER 1933, DUBAR und TARGOWLA 1934, TESTA 1935, COPPEZ 1940).

Diese scheinbaren Widersprüche in den Netzhautarteriendruckbefunden lassen sich dadurch erklären, daß meist nicht darauf geachtet worden war, ob es sich um Frühstadien oder Spätfolgen, um Schädeltraumen mit Fraktur, mit Commotio oder Contusio handelte. WINTHER (1933) hat bereits gewisse Unterschiede festgestellt: er fand bei Schädeltrauma mit Fraktur eine Netzhautarteriendruckerhöhung bei 66%, mit Commotio bei 71%, ohne Fraktur und ohne Commotio bei 76% seiner Fälle. RINTELEN (1938 a) hat dann darauf hingewiesen, daß in den ersten Monaten nach dem Trauma in 74% der Fälle der Netzhautarteriendruck erhöht, nur in 5% vermindert ist, daß oft Seitendifferenzen vorkommen, und zwar meist eine Erhöhung auf der Seite des Traumas.

FRANCESCHETTI (1939) hat eine Statistik über 72 Früh- und 43 Spätfälle veröffentlicht. Sowohl in Früh- wie in Spätfällen kommen relativ zu hohe und zu niedere Druckwerte zur Beobachtung. Dabei ist aber ein relativer Hochdruck häufiger im Frühstadium, ein relativ zu tiefer Netzhautarteriendruck häufiger unter den Spätfolgen. Daneben kommen auch Seitendifferenzen vor und es läßt sich auch häufiger im Frühstadium, doch auch nicht selten unter den Spätfolgen eine Labilität des Netzhautarteriendruckes feststellen.

Nach Schädeltraumen kommt es aber auch zu Veränderungen des Brachialisdruckes. So beschrieben BISCONS und MERCIER (1917), MOUTIER (1918), FLEISCHMAN (1925), PAL (1931), GENNES (1934), VILLARET und seine Mitarbeiter (1934), BEIGLBÖCK (1934), WEISSMANN (1935), STERN (1936), URECHIA (1938), RISER und BARBIER (1939), HARTLEBEN (1934), SARRE (1940), VEIL und STURM (1942) Hochdruckfälle nach Schädeltrauma. Anderseits kann auch eine Brachialisdruckverminderung eintreten (DONZELOT und KISTHINIOS 1935).

Der Liquordruck zeigte nach SERRA (1931), VENCO (1932), TIRELLI (1936), WINTHER (1933), FAENZA (1939) meist eine Erhöhung, doch kann auch eine Herabsetzung vorkommen (LERICHE 1931, TIRELLI 1936, WINTHER 1933, DELANOY und DEMAREZ 1939). DECKER (1938) fand eine Erhöhung des Differentialdruckes nach Entnahme von 1 ccm Liquor.

Wirkung der Kopf- und Körperlageänderungen. Wie wir auf S. 39 gesehen haben, bedingt normalerweise die Änderung der Kopf- und Körperlage unbedeutende Netzhautarteriendruckänderungen, mit Ausnahme der Kopfneigung, die eine Netzhautarteriendruckerhöhung bewirkt.

Demgegenüber klagen Unfallpatienten des öftern über Schwindel bei Änderung der Kopfhaltung, insbesondere bei Kopfneigung bzw. Kopfhebung, seltener bei Änderung der Körperlage. Dabei zeigt sich, daß der Netzhautarteriendruck entweder eine Erhöhung oder eine Verminderung aufweist (STREIFF und BIANCHI 1939, FRANCESCHETTI und KLINGLER 1943), was wir an 30 Fällen wieder bestätigen konnten.

Wirkung der Vestibularisreizung. Auf S. 31 wurden die normalen Veränderungen des Netzhautarteriendruckes nach Vestibularisreizung beschrieben. Bei Unfallpatienten beobachteten STREIFF und BIANCHI (1939) verschiedene Reaktionstypen: 1. einseitige oder beidseitige Hyporeflektivität. d. h. die sekundäre Netzhautarteriendruckerhöhung erfolgt nicht; 2. eine beiderseitige Hyperreflektivität, d. h. eine beträchtliche sekundäre Netzhautarteriendruckerhöhung; 3. eine „Bereitschaft", d. h. die sekundäre Netzhautarteriendruckerhöhung erfolgt immer auf dem gleichen Auge, welches das gereizte Labyrinth ist. Ferner kommen Fälle vor, wo die sekundäre Netzhautarteriendruckerhöhung normal erfolgt, wobei aber eine vestibuläre Hyperreflektivität oder eine Nystagmusbereitschaft vorhanden sind, oder es werden Fälle mit vestibulärer Areflexie und ohne sekundäre Netzhautarterienveränderung beobachtet.

Aus unserem Material sowie aus den zahlreichen Beobachtungen anderer Autoren geht also hervor, daß heute die Messung des Netzhautarteriendruckes bei Unfallpatienten unerläßlich ist, um uns über zirkulatorische Veränderungen im Bereich der Kopfgefäße aufzuklären. Die Kopftraumen können einen vasomotorischen Symptomenkomplex hervorrufen (FRIEDMANN 1903, FREY 1938), der im Bereich der Kopfgefäße häufiger vorkommt, als man bis heute angenommen hat. VEIL und STURM haben in neuester Zeit (1942) die Kreislaufstörungen traumatischer Genese eingehend besprochen und den Begriff einer zentrogenen, d. h. einer primär-diencephalen Hypertension durch unmittelbare Schädigung des Diencephalon, z. B. nach Trauma, hervorgehoben.

Aus dem Netzhautarteriendruck, der nichts weiter als ein Symptom darstellt, sollen aber nicht zu weitgehende Schlüsse gezogen werden, wie das noch des öftern vorkommt.

Hirntumoren. Wie wir bereits gesehen haben (vgl. S. 83 und 84), wird noch von den meisten Autoren, besonders französischer Sprache, angenommen, daß Hirntumoren immer mit einem erhöhten Netzhautarteriendruck einhergehen. COPPEZ (1926), RASVAN (1926), BAILLIART (1929), MAGITOT (1926), PEREYRA (1931), SPINELLI (1933) beobachteten bei Hirntumoren eine beidseitige Netzhautarteriendruckerhöhung; GALLOIS (1929), BAUWENS (1928), WINTHER (1930), SPINELLI (1933) und ASCHER (1937) fanden auf der Seite des Tumors höhere Netzhautarteriendruckwerte. In 2 Fällen von Kleinhirntumoren sah ASCHER (1937) aber auf der Gegenseite einen erhöhten Netzhautarteriendruck, während BAILLIART (1929) in seinem Fall von Kleinhirnbrückentumor auf beiden Seiten gleich hohe Werte fand.

Demgegenüber konnten DE MORSIER, MONNIER und STREIFF (1938 und 1939) an Hand von 21 operativ oder autoptisch sichergestellten Hirntumoren zeigen, daß eine Erhöhung des Netzhautarteriendruckes keinesfalls die Regel ist. Die Verfasser beobachteten, daß bei Tumoren der vorderen und mittleren Schädelgrube meist ein normaler oder verminderter Netzhautarteriendruck vorkommt, während bei Tumoren der hinteren Schädelgrube (Cerebellum, hintere Hälfte der Hemisphären) ein erhöhter Netzhautarteriendruck die Regel ist. Es wäre anzunehmen, daß die Veränderungen des Netzhautarteriendruckes nicht direkt durch den raumbeengenden Prozeß, sondern eher indirekt durch seine Wirkung auf die zentrale Regulierung des Hirnkreislaufs bedingt sind.

An weiteren 10 sicheren Hirntumoren konnten wir die oben erwähnten Beobachtungen bestätigen. Eine Ausnahme bildete ein Tumor des 3. Ventrikels mit Stauungspapille und stark isoliert erhöhtem Netzhautarteriendruck.

Hypophysentumoren. Bei 3 Fällen von Hypophysentumoren beobachtete SPINELLI (1933) konkordante Netzhautarteriendruckwerte. Diese Befunde konnten wir an 3 Fälle von Hypophysenadenom bestätigen. Demgegenüber zeigte ein Fall von Peritheliom der Hypophyse eine diskordante Netzhautarteriendruckerhöhung. In einem Fall von Craniopharyngiom war der Netzhautarteriendruck ebenso absolut erhöht.

Akromegalie. VANCEA (1931) beobachtete bei 2 Fällen eine absolute Netzhautarteriendruckerniedrigung. SPINELLI (1933) sah in einem Fall einen konkordanten Netzhautarteriendruck. In unseren 2 Fällen war der Netzhautarteriendruck mit einem normalen Brachialisdruck konkordant.

Cushingsches Syndrom. Bei unseren 4 Fällen war der Brachialisdruck 3mal erhöht und der Differentialdruck 1mal gesteigert. Der Netzhautarteriendruck wies 3mal konkordante Werte auf; es bestand nur 1mal eine relative diskordante Hypertension.

Beim Cushingschen Syndrom wird eine allgemeine Hypertension nicht immer beobachtet. Bei unseren Fällen waren der Brachialisdruck und der Netzhautarteriendruck stets erhöht, was auch JEANDELIZE und DROUET (1938) beobachtet haben.

C. Erkrankungen des Gehirns (psychiatrischer Teil).

MOREL, FRANCESCHETTI und STREIFF (1938) untersuchten an Hand von 300 Fällen das Verhalten des Netzhautarteriendruckes bei verschiedenen psychischen Erkrankungen.

Schizophrenie. Bei 60 Fällen (35 Frauen, 25 Männer, mit einem Durchschnittsalter von 40 Jahren) war der Brachialisdruck in 33% erhöht, in 11,7% erniedrigt. Einen erniedrigten Brachialisdruck hatten auch schon STERN und STRAUSS (1932), FREEMAN, HOSKINS und SLEEPER (1932), DRAMSIZOW (1932) und VITI (1934) beobachtet. Hinsichtlich des Netzhautarteriendruckes ist eine relative oder absolute Hypotension häufiger als eine Hypertension (62% bzw. 38%); eine Dissoziation des Netzhautarteriendruckes mit dem Brachialisdruck kommt in 40% aller Fälle vor.

HORNIKER (1937 c) beobachtete bei 5 Fällen von „Phrenasthenie“ stets einen isoliert erhöhten Netzhautarteriendruck.

Chronische Halluzinationspsychose. Bei 48 Fällen (46 Frauen, 2 Männer, mit einem Durchschnittsalter von 51 Jahren) war der Brachialisdruck in 56% erhöht. Diese relativ große Frequenz wurde bereits von FREEMAN, HOSKINS und SLEEPER (1932) erwähnt. Der Netzhautarteriendruck zeigte in 55% eine relative oder absolute Hypotension und in 45% eine Hypertension; eine Dissoziation des Netzhautarteriendruckes mit dem Brachialisdruck kam in 67% aller Fälle vor.

Manische Zustände bei Cyclothymie. Bei 11 Fällen (5 Frauen, 6 Männer, mit einem Durchschnittsalter von 51 Jahren) war der Brachialisdruck meist normal; eine Hypertension kam wenig häufig (28%) und eine Hypotension selten (6,6%) vor. Eine Dissoziation des Netzhautarteriendruckes mit dem Brachialisdruck kam in 48% vor, und zwar meist im Sinne einer relativen oder absoluten Hypertension (78%).

Oligophrenie. Bei 26 Fällen (5 Frauen, 21 Männer) war der Brachialisdruck meist normal, manchmal erniedrigt (11,5%), selten erhöht (7,6%). Der Netzhautarteriendruck war meist konkordant; eine Dissoziation mit dem Brachialisdruck war weniger häufig und kam eher im Sinne einer relativen bzw. isolierten Erhöhung vor. Die Blutdruckverhältnisse der Oligophrenen sind denjenigen normaler Individuen ähnlich.

Konstitutionelle Psychopathie. Bei 22 Fällen (4 Frauen, 18 Männer, mit einem Durchschnittsalter von 37 Jahren) war der Brachialisdruck meist normal, manchmal erhöht (27%), nur selten (4,5%) vermindert. Eine Dissoziation zwischen Netzhautarteriendruck und Brachialisdruck war etwas häufiger (53%), und zwar meist im Sinne einer relativen oder absoluten Hypotension (66%).

Neurovegetative Dystonie. Bei 9 Fällen (4 Frauen, 5 Männer, mit einem Durchschnittsalter von 40 Jahren) war der Brachialisdruck meist normal, manchmal erhöht (33%). Demgegenüber zeigte der Netzhautarteriendruck meist eine Dissoziation mit dem Brachialisdruck (77%), und zwar immer im Sinne einer relativen bzw. absoluten Hypotension (100%).

Dementia arteriosclerotica. Bei 27 Fällen von Hirnarteriosklerose (14 Frauen, 13 Männer, mit einem Durchschnittsalter von 74 Jahren) bestand meist ein erhöhter allgemeiner Blutdruck (73%). Die Dissoziation des Netzhautarteriendruckes mit dem Brachialisdruck war häufig (66%) und meist im Sinne einer relativen oder absoluten Erhöhung (83%).

Dementia senilis. Bei 13 Fällen (10 Frauen, 3 Männer, mit einem Durchschnittsalter von 84 Jahren) war der Brachialisdruck in 31% erhöht, in 15% vermindert, in 50% normal. Demgegenüber zeigte der Netzhautarteriendruck häufig (61%) eine Dissoziation mit dem Brachialdruck, und zwar in 50% eine relative oder absolute Hypotension, in 50% eine Hypertension.

Involutionspsychose. Bei 7 Fällen (4 Frauen, 3 Männer, mit einem Durchschnittsalter von 64 Jahren) war der Brachialdruck in 43% erhöht, in keinem Fall herabgesetzt. Demgegenüber zeigte der Netzhautarteriendruck häufig (57%) eine Dissoziation, und zwar im Sinne einer relativen oder absoluten Hypotension (76%), was mit einer relativ häufigen Verminderung des Liquordruckes im Einklang stände.

Chronischer Alkoholismus. Bei 41 Fällen (9 Frauen, 32 Männer, mit einem Durchschnittsalter von 51 Jahren) war der Brachialisdruck oft erhöht (44%), selten herabgesetzt (5%). Der Netzhautarteriendruck zeigte häufig (71%) eine Dissoziation mit dem Brachialisdruck, und zwar meist im Sinne einer relativen oder absoluten Hypotension (62%). Besonders niedrige Werte wurden bei *Delirium tremens*, am Ende der Krise, beobachtet. In einem Fall bestand während der Krise ein erhöhter Netzhautarteriendruck, der nach der Krise stark unter die Norm sank. Es ist noch hervorzuheben, daß des öftern ein Abblassen der temporalen Papillenhälfte zu beobachten ist.

Progressive Paralyse. Bei 20 Fällen (8 Frauen, 12 Männer, mit einem Durchschnittsalter von 48 Jahren) war der Brachialisdruck in 40% erhöht, niemals vermindert. Bostroem (1930) hat auf die wenig charakteristischen Änderungen des Brachialisdruckes hingewiesen. Auch muß an die eventuell mitwirkenden Komplikationen erinnert werden (Mesaortitis, Tabes), die ja auch den Blutdruck beeinflussen können. Der Netzhautarteriendruck zeigt häufig (65%) eine Dissoziation mit dem Brachialisdruck, und zwar meist im Sinne einer relativen oder absoluten Herabsetzung (62%). Demgegenüber beobachteten TARGOWLA, LAMACHE und DUBAR (1930) meist einen normalen Netzhautarteriendruck.

Es zeigt sich also, daß es bei Hirnarteriosklerose, Cyclothymie und Oligophrenie häufig zu einer relativen oder absoluten Netzhautarteriendruckerhöhung kommt. Demgegenüber ist eine relative oder absolute Herabsetzung des Netzhautarteriendruckes bei neuro-vegetativer Dystonie, bei Involutionspsychose, bei konstitutioneller Psychopathie, bei essentieller Epilepsie, bei Dementia praecox, bei chronischem Alkoholismus und bei progressiver Paralyse häufig.

D. Erkrankungen des Rückenmarks.

Poliomyelitis. Bei 6 Fällen (4 Frauen, 2 Männer, mit einem Durchschnittsalter von 21 Jahren) war der Brachialisdruck 4mal normal, 1mal erhöht, 1mal vermindert. Der Netzhautarteriendruck wies stets konkordante Werte auf.

Nach VEIL und STURM (1942) soll Poliomyelitis einen allgemeinen Hochdruck bedingen.

Tabes. Bei 25 Fällen ohne Opticusatrophie (9 Frauen, 16 Männer, mit einem Durchschnittsalter von 50 Jahren) war der Brachialisdruck 11mal normal, 8mal erhöht, 6mal herabgesetzt. Der Netzhautarteriendruck zeigte 2mal eine diskordante Hypertension (1mal absolut, 1mal relativ) und 1mal eine diskordante relative Hypotension bei allgemeiner Hypertension.

ASCHER (1938) beobachtete bei 28 Patienten 5mal einen erhöhten, 19mal einen normalen, 4mal einen verminderten allgemeinen Blutdruck. Der Netzhautarteriendruck scheint meist konkordant gewesen zu sein. ASCHER vergleicht diese Resultate mit dem bei Tabes und Opticusatrophie, wobei sich kein wesentlicher Unterschied zeigte (vgl. S. 82). Demgegenüber fand VILENKINA (1939) bei 5 von 6 Fällen eine Herabsetzung der Brachialisdruckes sowie des Netzhautarteriendruckes. MARCHESANI (1938) beobachtete im allgemeinen einen niedrigen allgemeinen Blutdruck mit meist konkordanter Verminderung des Netzhautarteriendruckes. CONSTANTINE (1940) fand meist einen relativ oder absolut erhöhten Netzhautarteriendruck, mit oder ohne Opticusatrophie.

Syringomyelie. Bei 3 Fällen beobachtete ASCHER (1938) einen erhöhten Netzhautarteriendruck.

Amyotrophische Lateralsklerose. Bei 5 Fällen (5 Männern, mit einem Durchschnittsalter von 58 Jahren) war der Brachialisdruck 3mal normal, 1mal erhöht, 1mal vermindert. Der Netzhautarteriendruck zeigte 3mal eine diskordante Hypotension (2mal absolut, 1mal relativ), 2mal konkordante Werte. HORNIKER (1937 b) beobachtete in 2 Fällen „normale“ Werte.

E. Erkrankungen des peripheren Nervensystems.

Trigeminus-Neuralgien. Bei 8 Fällen (6 Frauen, 2 Männer) von Neuralgien des N. supraorbitalis war der Brachialisdruck 7mal normal, 1mal erhöht. Der Netzhautarteriendruck war stets konkordant; nur 1mal bestand eine diskordante absolute Netzhautarteriendruckerhöhung.

Status nach Trigeminusdurchschneidung. HARTMANN (1924) untersuchte beim Menschen die Wirkung der Trigeminusdurchschneidung auf den Netzhautarteriendruck und den Augendruck. Es zeigte sich, daß beide in den der Operation folgenden Tagen parallel sanken und daß diese Wirkung meist über ein Jahr anhielt. Gleichzeitig konnte auch Miosis, Enophthalmus und Verengerung der Lidspalte beobachtet werden. Die verengte Pupille reagierte aber stark auf Cocain, was gegen eine Sympathicuslähmung spricht.

Ischias. Bei 12 Fällen (4 Frauen, 8 Männer, mit einem Durchschnittsalter von 46 Jahren) war der Brachialisdruck 6mal normal, 5mal erhöht, 1mal vermindert. Der Netzhautarteriendruck wies meist konkordante Werte auf. In 2 Fällen mit positivem Wa bestand eine diskordante absolute Netzhautarteriendruckherabsetzung und in einem dritten Fall mit Poliosis und Vitiligo bei allgemeiner Hypertension eine diskordante relative Netzhautarteriendrucksenkung.

V. Verhalten des Netzhautarteriendruckes bei Allgemeinerkrankungen.

A. Kreislaufapparat.

1. Herzkrankheiten.

Arhythmie. Bei unseren 13 Fällen (7 Frauen, 6 Männer, mit einem Durchschnittsalter von 69 Jahren) war der Brachialisdruck 6mal normal und 7mal erhöht. Der Netzhautarteriendruck war 8mal konkordant, 5mal diskordant vermindert (2mal absolut, 3mal relativ). Bei Arhythmie ist der Brachialisdruck oft unregelmäßig und es kann zu einer vorübergehenden Herabsetzung kommen. Unsere Fälle zeigten aber meist eine Hypertonie; demgegenüber war der Netzhautarteriendruck häufig vermindert. VENCO (1939) untersuchte gleichzeitig den Puls in den Radialis- und in den Netzhautarterien; er stellte dabei einen genauen Parallelismus mit der Herzarhythmie fest.

Extrasystolie. Bei unseren 44 Fällen (18 Frauen, 26 Männer, mit einem Durchschnittsalter von 62 Jahren) war der Brachialisdruck 22mal erhöht, 17mal normal, 5mal vermindert. Der Netzhautarteriendruck zeigte 32mal normale Verhältnisse, 10mal eine diskordante Hypotension, die meist relativ (9mal) und nur einmal absolut war.

Die gleichzeitige Untersuchung des Herz- und Netzhautarterienrhythmus bei Extrasystolen ergab, daß nicht jede Extrasystole an der Arteria centralis retinae auftritt (VENCO 1939).

Angina pectoris. Bei unseren 24 Fällen (9 Frauen, 15 Männer, mit einem Durchschnittsalter von 51 Jahren) war der Brachialisdruck 10mal normal, 12mal erhöht, 2mal vermindert. Demgegenüber bestand 8mal eine diskordante, zum Teil absolute (3mal), zum Teil relative (5mal) Netzhautarterienhypotension bei allgemeiner Hypertension.

Eine Herabsetzung des Brachialisdruckes soll die Krise kennzeichnen. Nach GALLAVARDIN (1921) soll bei Angina pectoris der allgemeine Blutdruck bei 31% normal, bei 35% leicht erhöht und bei 34% stark erhöht sein. Aus unserem Material geht hervor, daß 41% einen normalen, 50% einen erhöhten, 9% einen verminderten Blutdruck aufwiesen. Demgegenüber kommt es auch hier häufig zu einer diskordanten Netzhautarteriendruckhypotension.

Bei weiteren 3 Fällen von Angina pectoris beobachtete ASCHER (1938) außerhalb des Anfalles, 2mal sehr herabgesetzte Netzhautarteriendruckwerte und 1mal einen erhöhten Netzhautarteriendruck, doch bestand hier gleichzeitig eine Migräne (vgl. S. 77).

Myodegeneratio cordis (Myocarditis). Bei unseren 23 Fällen (9 Frauen, 14 Männer, mit einem Durchschnittsalter von 62 Jahren) war der Brachialisdruck 10mal normal, 12mal erhöht, 1mal vermindert. Der Netzhautarteriendruck zeigte 15mal konkordante Werte, 9mal aber eine diskordante, zum Teil absolute (4 Fälle), zum Teil relative (5 Fälle) Hypotension, und zwar letztere nur bei allgemeiner Hypertension.

In einer weiteren Serie von 13 Fällen (3 Frauen, 10 Männer, mit einem Durchschnittsalter von 55 Jahren) war der Brachialisdruck 8mal normal, 3mal erhöht, 1mal vermindert. Demgegenüber zeigte der Netzhautarteriendruck 5mal eine absolute diskordante Hypotension und 7mal konkordante Werte. In einem Fall war der allgemeine Blutdruck zu Beginn erhöht, dann normal; der Netzhautarteriendruck war aber stets herabgesetzt.

Bei Myodegeneratio cordis soll der Brachialisdruck meist normal oder dann erniedrigt sein (DONZELOT und KISTHINIOS 1935). Wie wir bei unseren Fällen beobachten konnten, kommt aber eine allgemeine Hypertension doch gelegentlich vor. Demgegenüber zeigt der Netzhautarteriendruck oft eine relative Hypotension, die wahrscheinlich durch eine ungenügende periphere Zirkulation bedingt wird. Auch VANCEA (1931) beobachtete in einem Fall eine diskortante Netzhautarteriendruckherabsetzung, wie auch bei Perikarditis. Bei 2 Fällen beobachtete ASCHER (1938) einen verminderten Netzhautarteriendruck. In einem weiteren

Fall bestand ein Unterschied zwischen dem Netzhautarteriendruck des rechten und linken Auges, dem eine entsprechende Differenz des Brachialisdruckes an beiden Aa. brachialis entsprach.

Der Brachialisdruck soll bei Myokardinfarkt zu Beginn meist vermindert sein, mit der Restitution aber wieder normal werden. Auch der mittlere Blutdruck soll ursprünglich herabgesetzt sein (Vaquez und Gley 1936).

Nach unseren Erfahrungen ist der Netzhautarteriendruck bei Myokardschädigungen meist herabgesetzt.

Herzinsuffizienz. Bei unseren 100 Fällen (52 Frauen, 48 Männer, mit einem Durchschnittsalter von 55 Jahren) war der Brachialisdruck 32mal normal, 58mal erhöht, 10mal vermindert. Bei 49 Fällen zeigte sich der Netzhautarteriendruck konkordant, bei 37 dagegen bestand eine diskordante Hypotension (13mal absolut, 24mal relativ, und zwar 23mal bei Erhöhung des Brachialisdruckes und nur 1mal bei Hypotension), bei 14 Fällen war 4mal eine diskordante relative Netzhautarteriendruckerhöhung.

Nach Giraud (1931) soll aus der Messung des Brachialisdruckes kein prognostisches Kriterium über die Schwere der Zirkulationsstörungen hervorgehen. Bei unseren Fällen zeigte sich meist eine allgemeine Hypertension, während der Netzhautarteriendruck im Gegenteil häufig diskordant vermindert war. Diese Netzhautarteriendrucksenkung spricht für eine Insuffizienz der peripheren Zirkulation und wir konnten des öftern beobachten, daß die Patienten dabei über Schwindel, Kopfschmerzen, Schwarz- oder Nebelsehen, Ohnmachtsanfälle usw. klagten.

Endokarditis. Bei unseren 8 Fällen (4 Frauen, 4 Männer, mit einem Durchschnittsalter von 40 Jahren) war der Brachialisdruck 5mal normal, 2mal vermindert, 1mal erhöht. Der Netzhautarteriendruck wies 5mal konkordante Werte auf, 3mal eine diskordante Hypotension (2mal absolut, 1mal relativ). Wie wir sehen, kommt auch hier eine Netzhautarteriendruckherabsetzung öfters vor, was auch von Vancea (1931) beobachtet wurde.

Mitralinsuffizienz. Bei 22 Fällen (11 Frauen, 11 Männer, mit einem Durchschnittsalter von 59 Jahren) war der Brachialisdruck 10mal normal, 8mal erhöht, 4mal vermindert. Der Netzhautarteriendruck zeigte meist normale konkordante Verhältnisse, 4mal aber eine diskordante relative Hypotension, davon 3mal bei allgemeiner Hypertension; nur 1mal bestand eine relative diskordante Netzhautarteriendruckerhöhung. Ein erhöhter allgemeiner Blutdruck kommt also häufig vor, dabei zeigt aber der Netzhautarteriendruck öfter eine relative Hypotension.

Mitralstenose. Bei 7 Fällen (6 Frauen, 1 Mann, mit einem Durchschnittsalter von 53 Jahren) war der Brachialisdruck 5mal normal, 2mal erhöht, wobei der Netzhautarteriendruck 1mal eine diskordante relative und 1mal eine absolute Hypotension aufwies, sonst aber konkordant war.

Der Brachialisdruck sowie der Netzhautarteriendruck zeigen also meist normale Werte. Frauen sind weit mehr befallen als Männer.

Mitralinsuffizienz und -stenose. Bei 10 Fällen (7 Frauen, 3 Männer, mit einem Durchschnittsalter von 49 Jahren) war der Brachialisdruck 3mal normal, 5mal erhöht, 2mal vermindert. Der Netzhautarteriendruck war stets konkordant, nur 1mal bestand eine diskordante absolute Hypotension. Auch hier waren Frauen häufiger befallen als Männer.

Unsere Beobachtungen bestätigen also die Befunde von VANCEA (1931), der bei Mitralfehler immer einen konkordanten Netzhautarteriendruck gesehen hat. Nur bei Mitralinsuffizienz kann eine relative Netzhautarteriendruckherabsetzung beobachtet werden.

Mitralinsuffizienz mit Aortenstenose. Bei 16 Fällen (9 Frauen, 7 Männer, mit einem Durchschnittsalter von 64 Jahren) war der Brachialisdruck 5mal normal, 10mal erhöht, 1mal vermindert. Der Netzhautarteriendruck zeigte meist konkordante Werte; nur 2mal bestand bei allgemeiner Hypertension eine diskordante relative Herabsetzung und 1mal eine relative Erhöhung.

Mitralinsuffizienz mit Aorteninsuffizienz und -stenose. Bei 3 Frauen war der Brachialisdruck stets normal, wobei der Netzhautarteriendruck 1mal eine diskordante absolute Hypotension aufwies.

Mitralinsuffizienz und -stenose mit Aortenstenose. Bei 2 Frauen war der Brachialisdruck normal und der Netzhautarteriendruck konkordant.

Mitralinsuffizienz und -stenose mit Aorteninsuffizienz. Bei einem Mann mit normalem allgemeinem Blutdruck war der Netzhautarteriendruck absolut vermindert.

Mitralinsuffizienz und -stenose mit Aorteninsuffizienz und -stenose. Bei einer Frau mit herabgesetztem Brachialisdruck war der Netzhautarteriendruck konkordant.

Aortenstenose. Bei 2 Fällen von Aortenstenose war der Brachialisdruck 1mal normal, 1mal erhöht, der Netzhautarteriendruck 1mal absolut diskordant vermindert. Bei einem Fall von *Isthmusstenose* war der Brachialisdruck erhöht und der Netzhautarteriendruck konkordant.

Aorteninsuffizienz. Bei unseren 27 Fällen (17 Frauen, 10 Männer, mit einem Durchschnittsalter von 55 Jahren) war der Brachialisdruck 4mal normal, wobei aber der Netzhautarteriendruck stets einen hohen Differentialdruck aufwies, und zwar meist als Folge einer beträchtlichen Herabsetzung des diastolischen Netzhautarteriendruckes, was öfters zur bekannten spontanen Arterienpulsation führte. In allen anderen Fällen bestand eine charakteristische Erhöhung des allgemeinen Differentialdruckes, und zwar 23mal infolge einer Erhöhung des systolischen Druckes, wobei der diastolische Druck 9mal normal, 11mal vermindert, 3mal sogar erhöht war. Der Netzhautarteriendruck wies stets konkordante Werte auf; hervorzuheben ist aber, daß in den Fällen mit normalem bzw. erhöhtem diastolischem Brachialisdruck der Netzhautarteriendruck meist eine relative oder absolute Herabsetzung zeigte. Aus dem Verhalten des Netzhautarteriendruckes lassen sich also genauere Rückschlüsse über die Verhältnisse im allgemeinen Kreislauf ziehen.

Bei 2 Männern mit Aorteninsuffizienz und Myodegeneratio cordis war der Brachialisdruck 1mal normal und 1mal vermindert, wobei der Netzhautarteriendruck sich beidemal konkordant aufwies.

Stenose der Pulmonalarterie. VANCEA (1931) beobachtete stets eine Netzhautarteriendruckerhöhung, der bei Erscheinen einer Stauungspapille eine Netzhautarteriendruckherabsetzung folgte.

Persistierender Ductus Botalli. In einem Fall beobachtete VANCEA (1931) einen verminderten Brachialisdruck mit bedeutender Seitendifferenz; trotzdem war der Netzhautarteriendruck beiderseits gleich diskordant erhöht.

2. Gefäßerkrankungen.

Mesaortitis syphilitica. Bei 31 Fällen (14 Frauen, 17 Männer, mit einem Durchschnittsalter von 59 Jahren) war der Brachialisdruck 10mal normal, 11mal erhöht, 4mal vermindert; 5mal bestand ein hoher Differentialdruck (Aorteninsuffizienz). Der Netzhautarteriendruck war 21mal konkordant. Bei den 10 anderen Fällen bestand 4mal eine diskordante Netzhautarteriendruckerhöhung (3mal absolut, 1mal relativ) und 3mal eine diskordante Netzhautarteriendruckherabsetzung (2mal relativ und 1mal absolut). In drei weiteren Fällen mit allgemeiner Hypertension zeigte sich eine Netzhautarteriendruckdifferenz an beiden Augen, und zwar 2mal eine einseitige (links) relative Hypertension. Am anderen Auge bestand ein konkordanter Netzhautarteriendruck. Der Brachialisdruck soll bei Mesaortitis syphilitica normal sein. Bei unseren Fällen zeigt sich aber, daß häufig eine Hypertension, manchmal auch eine Hypotension vorkommen kann. Nicht selten beobachtet man einen erhöhten Differentialdruck, der durch eine gleichzeitig bestehende Aorteninsuffizienz erklärt werden kann. Das Verhalten des Netzhautarteriendruckes läßt keine Schlußfolgerungen ziehen.

ASCHER (1938) beobachtete in zwei Fällen von Mesaortitis einen verminderten Netzhautarteriendruck.

Aortenerweiterung. GALLOIS und GIROUD (1935) wiesen daraufhin, daß bei Aortenerweiterung der systolische Netzhautarteriendruck erhöht sei.

Aneurysma Aortae mit Kompression der Vena cava superior. Bei einem Mann mit normalem Brachialisdruck war der Netzhautarteriendruck diskordant, bzw. absolut vermindert.

Das Verhalten des Brachialisdruckes während dieser Erkrankung zeigt vorerst eine Herabsetzung, dann eine Erhöhung des systolischen Druckes, während der diastolische Druck niedrig bleibt. Endlich soll eine Asystolie mit Verminderung des systolischen Druckes eintreten.

Endangitis obliterans. Bei 23 Fällen (10 Frauen, 13 Männer, mit einem Durchschnittsalter von 67 Jahren), worunter 3 Fälle syphilitischer Natur, war der Brachialisdruck 5mal normal, 17mal erhöht, 1mal erniedrigt. Der Netzhautarteriendruck zeigte 8mal konkordante, 3mal diskordante relativ erhöhte, 2mal diskordante relativ oder absosut verminderte Werte; 6mal bestand ein erhöhter Differentialdruck, wobei 4mal der systolische Netzhautarteriendruck erhöht und 2mal der diastolische Netzhautarteriendruck herabgesetzt waren. In 4 Fällen bestand eine Seitendifferenz zwischen rechts und links, und zwar 3mal im Sinne einer einseitigen relativen Netzhautarteriendruckerhöhung und 1mal einer einseitigen relativen Netzhautarteriendruckherabsetzung.

In einer weiteren Serie von 10 Fällen (1 Frau, 9 Männer, mit einem Durchschnittsalter von 62 Jahren) war der Brachialisdruck 3mal normal, 6mal erhöht, 1mal vermindert. Der Netzhautarteriendruck zeigte 6mal eine diskordante Herabsetzung, und zwar 2mal absolut und 4mal relativ. Nur in 4 Fällen bestand ein konkordanter Netzhautarteriendruck.

Bei 2 Frauen im Alter von 22 bzw. 27 Jahren mit einem normalen Brachialisdruck war der Netzhautarteriendruck konkordant.

Thrombose der A. carotis. Es handelt sich in diesen Fällen um eine arteriosklerotische Veränderung, bzw. um eine Endangitis obliterans der einen Carotis.

BAILLIART und TILLÉ (1933 a) beobachteten bei einem Greis eine bedeutende einseitige Netzhautarteriendruckherabsetzung mit Alexie, die auf eine sogenannte Aplasie der gleichseitigen Carotis zurückgeführt wurde. LAIGNER (1935) bestätigte bei zwei weiteren Fällen die Befunde von BAILLIART und TILLÉ. Hervorzuheben ist dabei, daß die Prognose bei diesen Patienten sehr ernst ist, da sie meist einige Monate später ad exitum kommen. Das klinische Bild der Endangitis obliterans der Carotis interna ist heute dank der arteriographischen Kontrolle gut bekannt. Es geht immer mit einer Herabsetzung des ipsilateralen Netzhautarteriendruckes einher.

Raynaudsche Krankheit. Bei 8 Männern mit einem Durchschnittsalter von 52 Jahren war der Brachialisdruck 3mal normal, 5mal erhöht. Der Netzhautarteriendruck zeigte 5mal konkordante Werte, 3mal einen erhöhten Differentialdruck.

GALLOIS und GIROUD (1935) beobeachtetn in einem Fall einen konkordanten Netzhautarteriendruck, BAILLIART (1936) aber einen stark relativ erhöhten Netzhautarteriendruck, WAUTERS (1937) in 2 Fällen einen stark erhöhten Differentialdruck, wobei der Brachialisdruck normal war. Nach DEUTSCH, EHRENTHEIL und PEIRSON (1941) soll bei der Raynaudschen Krankheit der kritische Capillardruck 60 mm unter dem allgemeinen systolischen Blutdruck liegen; nach der Sympathectomie soll er dem systolischen Druck wieder näher kommen.

Arteriosklerose und essentielle Hypertonie.

Hochdruck und Arteriosklerose sind auch heute noch engverknüpfte Begriffe, aber sie gehören, wie bekannt, nicht immer zusammen. Es ist auch noch nicht ganz klar, wie man die verschiedenen klinischen Formen von Hypertonien einteilen soll.

Bekanntlich hat VOLHARD (1927) die Hypertonie in einen weißen und einen roten Hochdruck eingeteilt. Ersterer soll durch chemisch-vasokonstriktorische Stoffe erzeugt werden und infolgedessen auch angiospastischer, nephritischer Hochdruck genannt wird. Der rote Hochdruck soll eher von den Hirnzentren bedingt sein und wird meist auch essentielle (genuine) Hypertonie genannt.

WAGENER und KEITH (1937) haben die verschiedenen Hypertonien infolge pathologisch-anatomischer Untersuchungen in vier Gruppen aufgeteilt, wobei sie den Begriff einer diffusen Arteriolenerkrankung mit Hypertonie prägten. Die erste und zweite Gruppe ist letzten Endes nur eine Unterteilung des „roten" Hochdruckes von VOLHARD, während die dritte und vierte Gruppe eine Unterteilung des Volhardschen „weißen" Hochdruckes sind. RISER und seine Mitarbeiter (1939) sprechen von einer kompensierten, benignen und einer dekompensierten, malignen Hypertonie.

Diesen Einteilungen, die sich in erster Linie auf klinische und pathologisch-anatomische Grundlage stützen, steht die Hypertonieeinteilung von KAHLER (1924) gegenüber, die sich auf experimentelle, aber auch auf klinische Grundlagen aufbaut. KAHLER unterschied einen zentralnervösen, einen zentralmechanischen (durch Hirndrucksteigerung), einen zentralläsionellen (durch organische Hirnschädigung in der Nähe der Gefäßzentren) und einen zentraldystonischen Hochdruck. Diese Auffassung entspricht den moderneren Ansichten zahlreicher Autoren, die den Hochdruck als Hyperfunktion gewisser hypothalamischer Zentren und des mit diesen verbundenen innersekretorischen Systems betrachten.

In jüngster Zeit haben dann VEIL und STURM (1942) eine Synthese aller Hochdruckformen versucht. Sie unterscheiden: 1. eine primär-diencephale Hypertonie durch anlagebedingte Organminderwertigkeit („essentiell", „essentiell-juvenil", „konstitutionell-familiär") oder durch unmittelbare Schädigung des Diencephalon (nach Trauma, Encephalitis, Kohlenoxydvergiftung); 2. eine sekundär-diencephale Hypertonie, ausgelöst durch zentripetale Einflüsse auf den Hypothalmus, wobei rheumatische Gewebesensibilisierung und endokrine Korrelationsstörungen eine besondere Rolle spielen. Nephritiden, Dysfunktionen der Hypophyse, Nebenniere oder Schilddrüse mit allen Übergangsformen von der Hypertonie des Morbus Cushing bis zu derjenigen des Morbus Basedow können das klinische Bild beherrschen.

Letzten Endes kommt man heute, wie VEIL und STURM sehr richtig sagen, wieder zur Betrachtungsweise des 19. Jahrhunderts, wo die zentrale Pathogenese des Hochdruckes fast selbstverständlich war, nachdem zu Beginn des 20. Jahrhunderts fast ausschließlich eine periphere Pathogenese in Betracht kam. Diese neue Gedankenrichtung, die die Bedeutung der diencephalen Regulationsapparate hervorhebt, stützt sich auf die Befunde der modernen Neurophysiologie (W. R. HESS); vor einer zu schematischen Anwendung der physiologischen Tatsachen in der klinischen Pathologie möchten wir jedoch warnen.

Was den Netzhautarteriendruck betrifft, so vermag er uns in dieser Beziehung über die zirkulatorischen Verhältnisse im Bereich des Kopfes Auskunft geben.

A. Bei unseren 98 Fällen von *Arteriosklerose* (52 Frauen, 46 Männer, mit einem Durchschnittsalter von 67 Jahren) war der Brachialisdruck 28mal normal, 66mal erhöht und 4mal vermindert. Der Netzhautarteriendruck zeigte bei 73 Fällen konkordante Werte; bei 12 Fällen bestand eine diskordante Netzhautarteriendrucksenkung (1mal absolut, 11mal relativ bei allgemeiner Hypertension), bei 13 Fällen eine diskordante Netzhautarteriendruckerhöhung (4mal absolut, 9mal relativ). Nur in 4 Fällen waren Augenveränderungen vorhanden, und zwar Glaskörperblutungen bei relativer diskordanter Netzhautarteriendruckerhöhung (2 Fälle) und Netzhautblutungen bei konkordantem Netzhautarteriendruck (2 Fälle).

Es zeigt sich also, daß bei allgemeiner Arteriosklerose der Brachialisdruck meist erhöht, seltener normal und nur ausnahmsweise vermindert ist (vgl. S. 75). Was den Netzhautarteriendruck betrifft, so ist dieser meist konkordant und nur selten diskordant erhöht bzw. herabgesetzt. Eine Netzhautarteriendruckverminderung kann jedoch bei allgemeiner Hypertension vorkommen. Auch erhöhter Netzhautarteriendruck wurde von DE ROOY (1938), SCHOUSBOE (1938) beobachtet.

B. Bei unseren 88 Fällen von sog. *essentieller Hypertonie* (58 Frauen, 30 Männer, mit einem Durchschnittsalter von 55 Jahren) war der Netzhautarteriendruck 14mal relativ diskordant erhöht, 6mal relativ diskordant vermindert; die übrigen 68 Fälle wiesen konkordante Werte auf. Netzhautveränderungen (Blutungen und degenerative Herde) waren bei 11 Fällen vorhanden; 4 bei relativer Netzhautarteriendruckerhöhung, 7 bei konkordantem Netzhautarteriendruck.

Bei essentieller Hypertonie ist der Netzhautarteriendruck meist konkordant; bei Diskordanz kommt eine relative Erhöhung häufiger vor als das Gegenteil. Netzhautveränderungen sind selten und stehen mit einer Diskordanz des Netzhautarteriendruckes nicht in Beziehung[1] (vgl. S. 75). Auch VANCEA (1931) beobachtete bei essentieller Hypertonie nicht selten einen erhöhten Netzhautarteriendruck als einziges objektives Alarmzeichen einer bisher unbeachteten kardiorenalen Erkrankung (vgl. Hypertension der Netzhautarterien als isoliertes Symptom, siehe unten).

[1] Vielleicht handelt es sich hier auch um dysorische Veränderungen.

BIDAULT (1931) fand meist einen relativ erhöhten Netzhautarteriendruck, der bei Netzhautkomplikationen am stärksten war. SUGANUMA (1936 a) will bei essentieller Hypertonie höhere systolische Netzhautarteriendruckwerte gefunden haben als bei Nephrosklerose. SAMOILOV und KOROBOWA (1928) sowie KOTLJAREWSKAJA und INFA (1936) beobachteten bei allgemeiner Hypertonie eine Erhöhung des Blutdruckes auch in den Ciliararterien, jedoch von relativ geringerem Grad. Der Netzhautarteriendruck soll nach LOPEZ (1938 a) mehr als die Hälfte des erhöhten allgemeinen Blutdruckes betragen. HASEBE (1937 a, b) und HILTON-RIBEIRO (1939) beobachteten stets eine diskordante Netzhautarteriendruckerhöhung. Demgegenüber fanden RISER und seine Mitarbeiter (1936 und 1939) eine parallele Erhöhung des Netzhautarteriendruckes und des Brachialisdruckes, wobei Veränderungen des Augenhintergrundes nicht vorkommen sollen. Nach ESPILDORA (1931 a, b) kann der Netzhautarteriendruck auch ohne Läsionen diskordant erhöht sein. Demgegenüber beobachtete KENEL (1941) bei kompensierter allgemeiner Hypertonie eine konkordante Erhöhung des Netzhautarteriendruckes, wobei auch hier Veränderungen des Augenhintergrundes nicht vorhanden waren. Bei dekompensierter allgemeiner Hypertonie ist der Netzhautarteriendruck diskordant erhöht, wobei es zu Netzhautveränderungen kommt. Nach FRITZ (1937 a) soll der diastolische Netzhautarteriendruck relativ mehr zunehmen als der systolische Netzhautarteriendruck. Bei der Einteilung der Hypertonie in roten und blassen Hochdruck findet THIEL (1936), bei rotem Hochdruck einen normalen diastolischen Netzhautarteriendruck, während der systolische Netzhautarteriendruck erhöht sein soll. Demgegenüber ist bei blassem Hochdruck auch der diastolische Netzhautarteriendruck erhöht. Zu ähnlichen Ergebnissen kommt BAHR (1938); KOCH (1941) beobachtete bei blassem Hochdruck meist einen diskordant erhöhten Netzhautarteriendruck.

Hypertension der Netzhautarterien als isoliertes Symptom. ESPILDORA (1931 a, b) beschreibt einen Symptomenkomplex, bei dem der Patient über Kopfschmerz, Schwindelanfälle, Kribbeln in den Extremitäten, vorübergehende Sehstörungen klagt. Dabei zeigt sich ein absolut erhöhter Netzhautarteriendruck als einziges objektives Symptom. Bei der weiteren Beobachtung solcher Fälle konnte ESPILDORA feststellen, daß es sich oft um ein Frühsymptom einer sich einstellenden allgemeinen Hypertonie handeln kann, was auch von D'OSVALDO (1933 a), FARNARIER (1938) bestätigt wurde.

ESPILDORA (1937) unterscheidet vier verschiedene Typen von isolierter Netzhautarterienhypertension: 1. mit Kopfschmerzen, 2. mit Schwindel, 3. mit Sehstörungen, 4. mit anderen neurologischen Symptomen. Ätiologisch werden ovarielle, hepatische Funktionsstörungen, syphilitische oder fokale Infektionen angenommen. Auch SUGANUMA (1936 a) und YANES (1936) beschrieben Fälle von isolierter retinaler Hypertension.

3. Cardio-vaskuläre Regulationsstörungen.

Syndrom des Sinus caroticus. Wie wir auf S. 27 erwähnt haben, führt eine Reizung des Carotissinus zu einer Herabsetzung des Brachialisdruckes und des Netzhautarteriendruckes, die aber normalerweise rasch kompensiert wird und keine subjektive Beschwerden erzeugt.

Unter gewissen Umständen, d. h. wenn die Erregbarkeit der nervösen Rezeptoren im Sinus caroticus erhöht ist, kommt es zu pathologischen Erscheinungen, die in verschiedene Syndrome eingeteilt wurden. So spricht man von einem *vagalen Bild* des Carotissinussyndrom, das sich durch eine Verlangsamung der Herzschlagfolge, eine Herabsetzung des Blutdruckes und Zeichen einer cerebralen Ischämie kennzeichnet; ferner von einem *vasomotorischen Bild* mit beträchtlicher Blutdrucksenkung und cerebraler Ischämie ohne Herzstörungen; schließlich von einem *cerebralen Bild* des Syndroms ohne Herzstörungen und Blutdruckänderungen (Weiss, Capps, Ferris und Munro 1936; Rossier, Dussler und Simmen 1940). Diesen drei Bildern ist die folgende klinische Symptomatologie gemeinsam: Schwäche- und Schwindelanfälle, Gedächtnisabnahme, Ameisenlaufen in den oberen Extremitäten, Schmerzen in der Herzgegend, Brechreiz, Nebel- und Schwarzsehen, Ohnmacht.[1] Das ganze Syndrom wird durch eine Überempfindlichkeit des Sinus caroticus infolge Atheromatose, allgemeiner Hypertension, Digitalisintoxikation, Kompression durch Tumoren der Halsgegend, nervöse Veranlagung bedingt. Oft genügt schon eine plötzliche emotionelle Blutdrucksteigerung, eine leichte Lageänderung, eine brüske Bewegung des Kopfes (Drehung, Neigung nach hinten), um die ganze Symptomatologie auszulösen. Zur Feststellung der Diagnose wird die digitale Kompression der Sinusgegend angewandt. Für den Netzhautarteriendruck konnte Streiff (1943) feststellen, daß diese Patienten oft eine leichte diskordante oder isolierte Netzhautarteriendruckhypotension aufweisen. Diese wird bei den Kopfhaltungen, die das Syndrom auslösen und ganz besonders bei der digitalen Kompression der Carotissinusgegend, sehr beträchtlich. Bei den Fällen von rein cerebralem Typus, wo es zu keiner Herz- und Blutdruckstörung kommt, konnte Streiff auch eine Netzhautarteriendrucksenkung beobachten.

Orthostatische Hypotonie. Diese relativ seltene Erkrankung ist von Bickel und Demole (1936) in einer zusammenfassenden Arbeit genau geschildert worden; nachdem sie von Bradbury und Eggleston (1925) erstmals beschrieben wurde. Sie charakterisiert sich dadurch, daß beim

---

[1] Klinisch unterscheiden wir nur 2 Syndrome: den *Carotisschwindel* (Mahaim: La Médecine **1933**, 194) — und wenn es zu schweren cerebralen Zirkulationsstörungen kommt (Hemiplegie, Aphasie usw.), den *Carotis ictus* (Marcel: Rev. med. Suisse romande **1944**, 187). Auch Zirkulationsstörungen am Augenhintergrund kommen vor (Streiff: Presse médicale **1945**, 522).

Übergang von der liegenden in die sitzende bzw. stehende Stellung ein jäher Sturz des allgemeinen Blutdruckes mit gleichzeitigen Schwindelanfällen, Ohrensausen und sogar Bewußtseinsstörungen entsteht (vgl. S. 38).

Dicker (1941) beobachtete, daß im Gegensatz zur Herabsetzung des Brachialisdruckes der Tibialisdruck eine Erhöhung aufweist, wobei es gleichzeitig zu einer bedeutenden Abnahme des Differentialdruckes kommt, und zwar an der A. brachialis sowie an der A. tibialis.

Was den Netzhautarteriendruck betrifft, so konnten wir in 2 Fällen beim Übergang von der liegenden in die sitzende und besonders in die stehende Stellung einen jähen Absturz beobachten, der in einem Fall nach einigen Minuten mit dem Brachialisdruck wieder ins Gleichgewicht kam, so daß nur ein sehr unangenehmer Schwindelanfall zustande kam. Beim zweiten Patienten war der Druckabfall noch bedeutender; es kam zu keinem Ausgleich mit dem Brachialisdruck; dieser war auch stark herabgesetzt und der Patient wurde bewußtlos.

Dicker (1941) schreibt von einem Patienten, der an starken Varicen der unteren Extremitäten litt; bei diesem traten auch leichte Netzhautarteriendruckänderungen auf, doch konnte die Abnahme des Differentialdruckes nicht beobachtet werden. Diese Tatsache erklärt vielleicht die relativ leichten Störungen des Patienten.

Auch Schousboe (1938) hat bei orthostatischer Hypotonie eine Abnahme des Netzhautarteriendruckes beobachtet. Radnot (1943) fand bei einem Fall eine bedeutende Augendrucksenkung beim Übergang von der liegenden in die sitzende und besonders in die stehende Lage, wobei die kleinsten Gefäße der Netzhaut pulsierten.

4. Blutkrankheiten.

Perniziöse Anämie (Biermer). Bei unseren 19 Fällen (15 Frauen, 4 Männer, mit einem Durchschnittsalter von 66 Jahren) war der Brachialisdruck 12mal normal, 6mal erhöht, 1mal vermindert. Der Netzhautarteriendruck zeigte 6mal eine diskordante Hypotension (3mal relativ, 3mal absolut); bei den übrigen 13 Fällen bestanden konkordante Netzhautarterienwerte.

Neuroanämisches Syndrom. Bei 4 Fällen (2 Frauen, 2 Männer) war der Brachialisdruck 3mal erhöht und 1mal vermindert. Der Netzhautarteriendruck zeigte 1mal diskordant relativ niedrige, 3mal konkordante Werte.

Hypochrome Anämie. Bei 4 Fällen (3 Frauen, 1 Mann) war der Brachialisdruck 3mal normal, 1mal erhöht. Der Netzhautarteriendruck wies stets konkordante Werte auf.

Polycytämie. Ascher (1938) beobachtete bei 5 Fällen 3mal einen hohen und 2mal einen mittleren Netzhautarteriendruck.

Agranulocytose. Bei 2 Fällen war der Brachialisdruck normal und der Netzhautarteriendruck konkordant.

Leukämie. Bei 8 Fällen (5 Frauen, 3 Männer, mit einem Durchschnittsalter von 44 Jahren) war der Brachialisdruck 4mal normal, 3mal erhöht, 1mal herabgesetzt. Der Netzhautarteriendruck war 2mal diskordant relativ vermindert, und zwar bei allgemeiner Hypertonie. Bei den übrigen 6 Fällen bestanden konkordante Netzhautarteriendruckwerte.

Hämorrhagische Diathesen. Bei 2 Frauen mit 51 bzw. 52 Jahren war der Brachialisdruck erhöht, der Netzhautarteriendruck dagegen diskordant relativ vermindert.

Lymphogranulomatose. Bei 5 Fällen (4 Frauen, 1 Mann) war der Brachialisdruck 3mal normal, 1mal erhöht, 1mal vermindert. Der Netzhautarteriendruck wies 3mal eine diskordante Herabsetzung (2mal isoliert, 1mal relativ bei allgemeiner Hypertonie) und 2mal eine Konkordanz auf. In einem Fall beobachtete VANCEA (1931) einen konkordanten normalen Netzhautarteriendruck.

B. Atmungsapparat.

Asthma. Bei 4 Fällen (3 Frauen, 1 Mann) war der allgemeine Blutdruck 3mal normal, 1mal vermindert, wobei der Netzhautarteriendruck stets konkordant erschien.

Bronchitis. Bei 12 Fällen (5 Frauen, 7 Männer, mit einem Durchschnittsalter von 66 Jahren) war der Brachialisdruck 5mal normal, 4mal erhöht, 3mal vermindert. Der Netzhautarteriendruck war 10mal konkordant; nur in 2 Fällen mit allgemeiner Hypertonie bestand eine diskordante Netzhautarteriendruckherabsetzung.

Pneumonie. Bei 12 Fällen (8 Frauen, 4 Männer, mit einem Durchschnittsalter von 47 Jahren) beobachteten wir 6mal einen normalen, 3mal einen erhöhten und 3mal einen herabgesetzten allgemeinen Blutdruck. In 10 Fällen war der Netzhautarteriendruck konkordant; nur 2mal bei allgemeiner Hypertonie bestand eine diskordante Netzhautarteriendruckverminderung.

Lungentuberkulose. Bei unseren 43 Fällen (22 Frauen, 21 Männer, mit einem Durchschnittsalter von 43 Jahren) war der Brachialisdruck 25mal normal, 9mal erhöht, 9mal vermindert. Der Netzhautarteriendruck zeigte 32mal konkordante Werte, 9mal eine diskordante absolute Hypotension, und zwar 3mal bei allgemeiner Hypertonie. Nur 2 Fälle wiesen eine diskordante absolute Netzhautarteriendruckerhöhung auf.

VANCEA (1931) fand bei seinen Fällen immer eine diskordante Netzhautarteriendruckherabsetzung.

Bei Tuberkulose ist bekanntlich eine allgemeine Hypotonie die Regel. Eine progressive Blutdruckherabsetzung soll prognostisch ernst sein.

Wenn bei unseren Fällen der Brachialisdruck oft normale Werte aufwies, war eine Hypotonie doch relativ häufig und eine Herabsetzung des Netzhautarteriendruckes noch häufiger, sogar bei Fällen mit allgemeiner Hypertonie. Hervorzuheben ist, daß die diskordante Netzhautarteriendruckverminderung bei besonders schweren Fällen beobachtet wurde, was prognostisch von Bedeutung sein kann.

Pleuritis. Bei 10 Fällen (6 Frauen, 4 Männer, mit einem Durchschnittsalter von 32 Jahren) war der Brachialisdruck 6mal normal, 2mal erhöht, 2mal vermindert. Der Netzhautarteriendruck war stets konkordant.

Bei Erkrankungen des Atmungsapparates zeigt also der Netzhautarteriendruck meist konkordante Werte, nur ausnahmsweise kommt es zu einer diskordanten Netzhautarteriendrucksenkung, insbesondere wenn der Brachialisdruck erhöht ist. Niemals war eine Netzhautarteriendruckerhöhung zu beobachten.

C. Verdauungsapparat.

1. Magen-Darmkrankheiten.

Magen- und Darmulcus. Bei 6 Fällen (2 Frauen, 4 Männer, mit einem Durchschnittsalter von 58 Jahren) bestand 5mal normaler, 1mal niedriger Brachialisdruck, wobei der Netzhautarteriendruck stets konkordant war.

Magen-Darmblutungen. Bei 4 Fällen war der Brachialisdruck 2mal normal, 1mal erhöht, 1mal vermindert. Der Netzhautarteriendruck war 2mal diskordant (relativ bzw. absolut) vermindert, 2mal konkordant.

Enterocolitis. Bei 4 Fällen war der Brachialisdruck 3mal normal, 1mal herabgesetzt. Demgegenüber bestand stets eine Hypotension der Netzhautarterien.

Sprue. Bei 3 Fällen war der Brachialisdruck 2mal vermindert, 1mal normal. Der Netzhautarteriendruck war 1mal konkordant, 2mal diskordant (relativ oder absolut) herabgesetzt.

Bei Erkrankungen des Verdauungsapparates kommt es also des öftern, besonders bei Erkrankungen, die zu einer Entwässerung des Organismus führen, zu einer diskordanten Netzhautarteriendruckherabsetzung.

2. Leberkrankheiten.

Hepatitis mit Ikterus. Bei 7 Fällen (4 Frauen, 3 Männer, mit einem Durchschnittsalter von 43 Jahren) war der Brachialisdruck 4mal normal, 1mal erhöht, 2mal vermindert. Der Netzhautarteriendruck wies 4mal konkordante, 3mal niedrige (relativ bzw. absolut diskordante) Werte auf.

Cholecystitis. Bei 6 Fällen war der Netzhautarteriendruck stets konkordant, wobei der Brachialisdruck 4mal normal, 2mal erhöht war.

Lebercirrhose. Bei 24 Fällen (9 Frauen, 15 Männer, mit einem Durchschnittsalter von 56 Jahren) war der Brachialisdruck 9mal normal, 14mal erhöht, 1mal vermindert. Der Netzhautarteriendruck war 12mal konkordant, 1mal diskordant erhöht, 8mal diskordant herabgesetzt (7mal relativ, 1mal absolut), und zwar meist bei gleichzeitiger allgemeiner Hypertonie.

Bei Erkrankungen der Leber kommt es öfters zu einer diskordanten Netzhautarteriendruckherabsetzung, doch meist besteht Konkordanz.

D. Harnausscheidungsapparat.

Nephritis ohne pathologischen Augenbefund. Bei 100 Fällen (46 Frauen, 54 Männer, mit einem Durchschnittsalter von 44 Jahren) war der Brachialisdruck 51mal normal, 39mal erhöht, 10mal vermindert. Die Netzhautarteriendruckwerte erwiesen sich meist als konkordant. Nur 5mal bestand eine diskordante Netzhautarteriendruckerhöhung (4mal relativ, 1mal absolut) und was beachtenswert ist, 10mal eine diskordante Netzhautarteriendruckherabsetzung (6mal absolut, 4mal relativ).

Nephritis mit Retinopathia albuminurica. Bei 83 Fällen (vgl. S. 77) war der Netzhautarteriendruck meist konkordant (52 Fälle) oder dann diskordant erhöht (25 Fälle). Nur 4mal war er diskordant und absolut vermindert.

Nephritis mit Stauungspapille. Bei 46 Fällen war der Netzhautarteriendruck 37mal beträchtlich diskordant erhöht; nur 8mal bestand Konkordanz und ausnahmsweise eine absolute Netzhautarteriendruckherabsetzung (vgl. S. 85).

Nephrose. Bei 6 Patienten, ohne irgendwelche Augenveränderungen (3 Frauen, 3 Männer, mit einem Durchschnittsalter von 42 Jahren), war der Brachialisdruck 3mal normal, 2mal erhöht, 1mal vermindert. Der Netzhautarteriendruck war 3mal konkordant, 2mal diskordant erhöht (relativ oder absolut), 1mal diskordant absolut vermindert.

Nephrosklerose mit Urämie ohne Fundusveränderungen. Bei 16 Fällen (9 Frauen, 7 Männer, mit einem Durchschnittsalter von 56 Jahren) war der Brachialisdruck 5mal normal, 7mal erhöht, 2mal vermindert. Der Netzhautarteriendruck war meist konkordant: 5mal bestand jedoch eine diskordante Hypotension (4mal relativ, 1mal absolut) und 2mal eine diskordante relative Hypertension.

Urämie mit Fundusveränderungen. Bei 11 Fällen (6 Frauen, 5 Männer, mit einem Durchschnittsalter von 68 Jahren), die am Augenhintergrund Blutungen und weißgelbliche Herde aufwiesen, war der Brachialisdruck 4mal normal, 4mal vermindert, 3mal erhöht. Der Netzhautarteriendruck zeigte 3mal eine diskordante, 2mal eine relative, 1mal eine absolute Hypertension und nur 1mal eine relative Herabsetzung auf.

Schwangerschaftstoxicose. Bei 36 Frauen mit einem Durchschnittsalter von 33 Jahren war der Brachialisdruck 26mal erhöht, 9mal normal, 1mal vermindert. Der Netzhautarteriendruck wies 13mal eine diskordante relative Hypertension auf und war in den übrigen 23 Fällen konkordant. Dabei zeigte sich, daß wenn der Netzhautarteriendruck diskordant erhöht ist, Augenveränderungen am Fundus häufiger auftreten (Ödem, Blutungen, weiße Herde) als wenn er konkordant erhöht ist (9 : 5).

Bei Nierenerkrankungen beobachtete BARATTA (1937) bei 30 von 35 Fällen eine diskordante Netzhautarteriendruckerhöhung, die bei Nephrosklerose, Schrumpfniere und akuter Nephritis am stärksten war. Bei letzterer soll mit der Besserung der Netzhautarteriendruck wieder sinken, doch nicht bis zur Norm. In allen Fällen von diskordanter Netzhautarteriendruckerhöhung bestanden Fundusveränderungen. In 10 von 20 Untersuchten zeigte sich eine Vergrößerung der Maxwellschen Zone, die für einen Angiospasmus der Capillaren der Macula sprechen soll.

KAMOGAWA (1936 a) und HASEBE (1937 b) beobachteten bei Hypertonikern mit chronischer Nephritis eine abnorme Steigerung des Netzhautarteriendruckes in liegender Stellung.

VANCEA (1931) beobachtete bei 25 Fällen von Nierenerkrankungen folgende Netzhautarteriendruckänderungen: 1. bei Nephrosklerose mit Läsionen des Augenhintergrundes eine diskordante relative Netzhautarteriendruckerhöhung oder einen konkordanten Netzhautarteriendruck (5:4 Fällen); 2. bei cardiorenaler Arteriosklerose mit meist normalem Fundus eine relativ diskordante Netzhautarteriendruckerhöhung oder einen konkordanten Netzhautarteriendruck (2:2); 3. bei Nephrose mit Veränderungen des Augenhintergrundes meist ein konkordanter Netzhautarteriendruck und nur ausnahmsweise eine diskordante relative Netzhautarteriendruckerhöhung; 4. bei Nephritiden mit Veränderungen am Fundus eine diskordante relative Netzhautarteriendruckerhöhung oder ein konkordanter Netzhautarteriendruck; 5. bei Retinitis uraemica eine Netzhautarteriendrucksteigerung, wie sie auch SCHOUSBOE (1938) beobachten konnte.

ASCHER (1938) sah bei Nephrosklerose einen diskordant erhöhten Netzhautarteriendruck; demgegenüber zeigten akute und chronische Nierenleiden meist einen konkordanten Netzhautarteriendruck.

SUGANUMA (1938) beobachtete in einem Fall von Schwangerschaftstoxicose einen absolut erhöhten Netzhautarteriendruck bei niedrigem allgemeinem Blutdruck. Es bestand eine Stauung der Venen nebst Netzhautödem, Spasmus der Arterien und Erblindung; Heilung nach Kaiserschnitt.

In 3 Fällen (SUGANUMA 1937 a) maligner Nephrosklerose ließ sich vor allem eine Erhöhung des systolischen Netzhautarteriendruckes feststellen, ebenso bei sekundärer Nephrosklerose.

ABUREL und VANCEA (1942) sahen bei einem Fall von Schwangerschaftstoxicose mit Neuroretinitis eine beträchtliche diskordante Erhöhung des Netzhautarteriendruckes sowie des Netzhautcapillardruckes und des Fritzschen Index auf spastischer Grundlage. VANCEA (1931) beobachtete in 4 Fällen von Schwangerschaftstoxicose mit Neuroretinitis einen diskordant erhöhten oder einen konkordanten Netzhautarteriendruck (2:2), obschon bei allen 4 Fällen der Netzhautarteriendruck angeblich erhöht war. Dieser Autor hat jedoch offenbar nicht mit den Fehlerquellen gerechnet (vgl. S. 70) und Normalwerte als erhöht bezeichnet.

Zusammenfassend zeigt sich also, daß bei Nephrose der Netzhautarteriendruck konkordant oder diskordant erhöht sein kann. Prognostisch läßt sich sagen, daß die Fälle mit diskordanter Hypertension einer genauen Kontrolle zu unterziehen sind, da sie in eine chronische Nephritis übergehen können. Nephritis ohne Augenbefund weist fast ausschließlich konkordante Netzhautarterienwerte auf, doch kann es ausnahmsweise auch zu einer Diskordanz kommen, und zwar meist im Sinne einer Netzhautarteriendruckherabsetzung. Demgegenüber zeigt die Nephritis mit abnormem Augenbefund, besonders mit Stauungspapille, eine diskordante Netzhautarteriendruckerhöhung. Bei Urämie ohne Augenveränderungen ist der Netzhautarteriendruck meist konkordant oder diskordant vermindert, bei Urämie mit Fundusveränderungen dagegen meist konkordant oder diskordant erhöht. Bei Schwangerschaftstoxicose zeigt der Netzhautarteriendruck meist konkordante Werte; wenn eine diskordante Erhöhung auftritt, kommt es häufig zu Fundusveränderungen. Aus allen diesen Tatsachen geht hervor, daß, wenn Nierenleiden Fundusveränderungen verursachen, oft ein diskordant erhöhter Netzhautarteriendruck zu beobachten ist.

E. Hormonale Regulierung.

Morbus Basedow. Bei 10 Fällen beobachtete ASCHER (1938) einen erhöhten Netzhautarteriendruck (1,2 bis 1,6 statt dem Normalquotient 2,2). JEANDELIZE und DROUET (1938) sahen bei Hyperthyreose einen absolut erhöhten Netzhautarteriendruck.

Bei unseren 22 Patientinen war der Brachialisdruck 14mal normal, 3mal erhöht, 1mal vermindert; 4mal war der Differentialdruck erhöht, was bei Basedow oft der Fall ist (BRAUCH 1930). Der Netzhautarteriendruck zeigte 12mal konkordante Werte, 3mal eine diskordante Hypotension und 1mal eine diskordante Hypertension. Der Differentialdruck war 3mal konkordant, 3mal diskordant im Sinne, daß der Brachialisdruck normale Verhältnisse aufwies.

Morbus Addison. Der Brachialisdruck soll bei dieser Erkrankung vermindert sein und besonders auch der Differentialdruck. Doch können je nach dem Krankheitsgrad normale Druckwerte beobachtet werden.

Bei unseren 10 Fällen (8 Frauen, 2 Männer) war der Brachialisdruck 7mal normal, 1mal vermindert; 2mal bestand ein kleiner Differentialdruck. Der Netzhautarteriendruck zeigte 6mal konkordante Werte; 3mal bestand eine diskordante (2mal absolute, 1mal relative) Hypotension, 1mal sogar eine diskordante absolute Hypertension. Es ist hervorzuheben, daß bei unseren Fällen fast ausschließlich Frauen befallen waren. Der Brachialisdruck zeigte gegen Erwartung nur ausnahmsweise, der Netzhautarteriendruck aber verhältnismäßig öfter niedrige Werte.

Diabetes mellitus. Bei juvenilem Diabetes ist der Brachialisdruck normal oder leicht vermindert; bei den Formen mit Abmagerung meist niedrig.

Bei unseren 136 Fällen *ohne pathologischen Augenbefund* (85 Frauen, 51 Männer, mit einem Durchschnittsalter von 54 Jahren) war der Brachialisdruck 66mal normal, 64mal erhöht, 3mal vermindert; der Differentialdruck erwies sich 3mal erhöht. Der Netzhautarteriendruck war 112mal konkordant, 18mal diskordant vermindert (7mal absolut, 11mal relativ, und zwar bei allgemeiner Hypertonie) und der Differentialdruck 6mal absolut erhöht.

Bei 173 Fällen *mit Veränderungen des Augenhintergrundes* (120 Frauen, 53 Männer, mit einem Durchschnittsalter von 62 Jahren) war der Brachialisdruck 73mal normal, 97mal erhöht, 3mal herabgesetzt, wobei 10mal ein erhöhter Differentialdruck bestand. Der Netzhautarteriendruck war 130mal konkordant, 30mal diskordant vermindert (4mal absolut, 26mal relativ, und zwar bei allgemeiner Hypertonie), 13mal diskordant erhöht (4mal absolut, 9mal relativ).

Bessiere (1932) hat darauf hingewiesen, daß der Netzhautarteriendruck bei Retinopathia diabetica weniger erhöht ist als bei Retinopathia albuminurica und daß er meist konkordant ist. Das Auftreten einer Retinopathia diabetica soll das Frühzeichen einer demnächst eintretenden Niereninsuffizienz sein.

Franceschetti und Streiff (1939) haben 82 eigene Fälle von Diabetes und 62 Fälle von Gray (1933) auf den Brachialisdruck, den Netzhautarteriendruck sowie dessen Konkordanz bzw. Diskordanz untersucht und schließen daraus, daß bei gleichzeitigem Bestehen von allgemeinem Hochdruck und Diabetes, letzterer für das Auftreten von Netzhautveränderungen eine wesentliche Rolle spielt. Daß aber Netzhautveränderungen auch ohne allgemeinen Hochdruck und vor allem auch ohne absolute diskordante Netzhautarteriendruckerhöhung auftreten können, spricht dafür, daß angiospastische, hypertonische Veränderungen nicht notwendig sind für das Auftreten einer Retinopathia diabetica.

Daß Diabetes mellitus in einem großen Prozentsatz der Fälle mit einer allgemeinen Hypertonie einhergeht, läßt sich vielleicht dadurch erklären, daß nach moderneren Ansichten der Diabetes mellitus oft als

Symptom einer Diencephalose, d. h. einer Störung der diencephalischen Regulation auftreten kann (VEIL und STURM 1942). Wie wir es gesehen haben (S. 108), wird heute auch der allgemeine essentielle Hochdruck als zentral bedingt angesehen. Es scheint daher nicht ausgeschlossen, daß eine Dysfunktion des Hirnstammes gleichzeitig oder nacheinander Stoffwechsel- und Kreislaufstörungen verursachen kann.

Was die öfters beobachtete Netzhautarterienhypotension betrifft, kann diese viele Ursachen haben. Sklerotische Veränderungen der Arterienwand vermögen dabei auch eine Rolle zu spielen, da bei solchen, wie wir es gesehen haben (vgl. S. 75), eine Hypotension der Netzhautarterien auftreten kann.

F. Infektionskrankheiten. Intoxikationen. Neoplasmen. Avitaminosen.

1. Infektionskrankheiten (ohne Lokalbefund).

Fleckfieber. COSTA LENNON (1934) beobachtete bei 131 Fällen, 30mal einen erhöhten Netzhautarteriendruck. Demgegenüber sahen FANTA und SIEDEK (1942 und 1943) in der Fieberzeit einen normalen Brachialisdruck mit vermindertem Netzhautarteriendruck. Bei Benommenheit war der Netzhautarteriendruck besonders tief, wobei auch der allgemeine Blutdruck eine Herabsetzung aufwies. In der ersten Zeit der Genesung stieg der Netzhautarteriendruck, während der Brachialisdruck sich kaum veränderte. Bei fortschreitender Rekonvaleszenz waren der Brachialisdruck sowie der Netzhautarteriendruck erhöht. Der hohe Brachialisdruck sowie der erhöhte Netzhautarteriendruck in der Rekonvaleszenz sind der Ausdruck einer Übererregbarkeit des Sympathicus mit Überkompensierung des Blutdruckes.

Es soll aber hervorgehoben werden, daß als verminderte bzw. erhöhte Netzhautarteriendruckwerte in der Literatur oft solche betrachtet wurden, die wir noch als konkordant bezeichnen.

Tuberkulose (miliare Form). Bei unseren 10 Fällen (6 Frauen, 4 Männer) war der Brachialisdruck 7mal normal, 3mal vermindert. Der Netzhautarteriendruck zeigte 5mal konkordante Werte, 5mal eine absolute diskordante Hypotension.

Congenitale Syphilis. Bei unseren 6 Fällen, mit einem Durchschnittsalter von 26 Jahren, war der Brachialisdruck stets normal, der Netzhautarteriendruck in einem Fall diskordant vermindert, sonst aber immer konkordant.

Erworbene Syphilis. Bei unseren 56 Fällen ohne pathologischen Befund am Gefäß- und Nervensystem (29 Frauen, 27 Männer, mit einem Durchschnittsalter von 48 Jahren) war der Brachialisdruck 29mal normal, 12mal erhöht, 15mal vermindert. Der Netzhautarteriendruck zeigte

42mal konkordante Werte, 10mal eine diskordante Hypotension (5mal absolute, 5mal relative, wobei 4mal bei allgemeiner Hypotonie), 4mal eine diskordante Hypertension (1mal absolute, 4mal relative).

Bei unseren Syphilisfällen ohne nachweisbarer Störung am Gefäß- und Nervensystem war also der Brachialisdruck häufig normal; doch konnte er auch erhöht sein. Bei Schädigung der für die Blutdruckregulation wichtigen Organe kann Hypotonie auftreten. So ist es möglich, daß auch unsere Fälle mit allgemeiner Hypotonie solche Schädigungen aufwiesen, doch waren sie klinisch nicht faßbar. Häufiger als eine allgemeine Hypotonie fand man eine Netzhautarteriendruckherabsetzung sogar bei Fällen mit allgemeiner Hypertonie. Prognostisch ließen sich aber daraus keine Schlüsse ziehen; ein Zusammenhang mit einer Opticusatrophie konnte nicht erwiesen werden (vgl. S. 82).

Bei Infektionskrankheiten (Tuberkulose, Syphilis) ist eine Senkung des allgemeinen, sowie des mittleren Blutdruckes häufig, eine Netzhautarteriendruckherabsetzung, besonders im Sinne einer Diskordanz, aber noch häufiger.

2. Intoxikationen.

Bei einem Fall von Pilzvergiftung beobachtete CATTANEO (1937) einen beträchtlich diskordant erhöhten Netzhautarteriendruck nebst kleinen Netzhautblutungen und einem erhöhten Harnstoffspiegel. Nach drei Wochen waren die Werte des Brachialisdruckes wieder normal und der Netzhautarteriendruck konkordant.

Bei Nicotinvergiftung fand BIDAULT (1936) meist eine Netzhautarteriendruckherabsetzung (vgl. S. 81), während es durch das Rauchen von Kartoffelblättern zu einer Netzhautarteriendruckerhöhung und zu Netzhautblutungen kommt (SEDAN 1941).

3. Neoplasmen.

Bei 46 Fällen (23 Frauen, 23 Männer, mit einem Durchschnittsalter von 61 Jahren) von verschiedenartigen Tumoren und verschiedener Lokalisation war der Brachialisdruck 27mal normal, 9mal erhöht, 10mal vermindert. Der Netzhautarteriendruck wies 37mal konkordante Werte auf, 8mal eine diskordante Hypotension (6mal absolut, 2mal relativ), 1mal eine isolierte diskordante Hypertension.

Bei Neoplasmen mit Kachexie, insbesondere bei Tumoren der Leber und des Magens, kommt es meist zu einer allgemeinen Hypotonie (DONZELOT und KISTHINIOS 1935). Unsere Fälle zeigten nur einen relativ kleinen Prozentsatz mit vermindertem allgemeinem Blutdruck; der Netzhautarteriendruck war aber etwas häufiger herabgesetzt.

In diesem Zusammenhang erinnern wir an die sogenannte *Retinitis cachecticorum*, die meist bei Leber- und Magencarcinom beobachtet wurde.

STREIFF und BISCHLER (1943 a) haben darauf hingewiesen, daß es sich nicht um eine Retinitis im engeren Sinne handelt, sondern um eine Dysorie, d. h. um eine toxisch bedingte Veränderung der Blut-Gewebeschranke im Sinne von SCHÜRMANN und MACMAHON (1933). (Vgl. S. 75.) Doch ist nicht ausgeschlossen, daß in der Genese der Retinitis cachecticorum lokale Zirkulationsstörungen, wie diskordante Hypotonie der Netzhautarterien, eine Rolle spielen können.

4. Avitaminosen.

Pellagra. Bei einem Fall mit niedrigem Brachialisdruck war der Netzhautarteriendruck konkordant.

VANCEA, ROMAN und VARGANICI (1942) beobachteten meist eine Senkung des Brachialisdruckes, wobei der Netzhautarteriendruck auch häufiger und früher vermindert war. Eine Herabsetzung des allgemeinen Differentialdruckes wurde auch öfters beobachtet.

G. Wirkung von Heilmitteln auf den Netzhautarteriendruck bei verschiedenen Erkrankungen.

Im ersten Kapitel (vgl. S. 39) besprachen wir die Wirkung verschiedener Substanzen auf den Netzhautarteriendruck. Hier sei darauf hingewiesen, daß die gleichen Substanzen bei pathologischen Zuständen eine andere oder eine stärkere Wirkung entfalten können.

Cocain. So beobachtete GIANNINI (1934) bei Neuritis retrobulbaris eine Netzhautarteriendrucksenkung infolge Cocainpinselung der Nasenschleimhaut.

Cobragift. Nach retrobulbärer Einspritzung von Cobranyl bei Neuritis retrobulbaris konnten wir in 19 Versuchen 8mal eine Netzhautarteriendruckerhöhung, 4mal eine leichte Druckherabsetzung, 2mal keinerlei Veränderungen beobachten. Zumeist waren die Ausgangswerte nach $1^1/_2$ bis 2 Stunden wieder erreicht. Demgegenüber zeigte der allgemeine Blutdruck nur ganz unbedeutende Veränderungen.

Bienengift. Nach retrobulbärer Forapineinspritzung bei Neuritis retrobulbaris sahen wir eine bedeutende Senkung des Netzhautarteriendruckes und gleichzeitig auch des allgemeinen Blutdruckes, die 24 Stunden anhielt. Es ist ja bekannt, daß das Bienengift (CERANKE 1937) den allgemeinen Blutdruck senkt. Demgegenüber ließen Cobranyl und Forapin bei Atrophia nervi optici den Netzhautarteriendruck unbeeinflußt.

Acetylcholin, Papaverin. MARCOLONGO und VITA (1932) haben darauf hingewiesen, daß die Verabreichung von Papaverin oder Acetylcholin bei renalem Hochdruck keine Veränderungen, bei essentiellem Hochdruck aber eine Herabsetzung des allgemeinen und des Netzhautarteriendruckes hervorrufen. CORRADO (1938, 1939 und 1940) sah bei Hypertonikern eine stärkere Wirkung des Acetylcholins sowie der Kurzwellen als bei Normalen.

Nitroglycerin. Zu ähnlichen Resultaten kamen auch Sarre und Ramb (1942), die bei „rotem“ Hochdruck eine starke Herabsetzung des Brachialisdruckes infolge Verabreichung von Nitroglycerin beobachteten, während bei „blassem“ Hochdruck nur sehr schwache Veränderungen bewirkt wurden. Demgegenüber soll sich Acetylcholin umgekehrt verhalten, d. h. eine Druckherabsetzung erzeugen.

Nicotinsäure. Traina und Casà (1940) sahen bei toxisch-eklamptischen Zuständen mit erhöhtem Brachialis- und Netzhautarteriendruck eine Herabsetzung infolge Nicotinsäureverabreichung. Diese Druckherabsetzung ist weniger deutlich, wenn vor Beginn der Schwangerschaft bereits Zeichen von mehr oder weniger schwerer Nierenstörungen vorhanden waren. Ferner wurde beobachtet, daß bei gleichzeitiger Verabreichung noch anderer blutdruckherabsetzender Mittel diese eine stärkere Hypotonie erzeugen; das würde für eine potenzierende Wirkung der Nicotinsäure sprechen.

Schwefel. Darbellay (1943) untersuchte bei 32 Hypertonikern die Wirkung des Schwefels auf den Brachialisdruck und den Netzhautarteriendruck (vgl. S. 46). Er beobachtete dabei eine stärkere Senkung von beiden Drucken bei „essentieller Hypertonie“, dagegen nur Verminderung des systolischen allgemeinen Blutdruckes bei primär vorhandener Nierenschädigung oder bei schon eingetretenen organischen Veränderungen infolge der Hypertonie. Eine wesentliche Beeinflussung des Brachialisdruckes und des Netzhautarteriendruckes bei maligner Hypertonie wurde nicht beobachtet.

Insulinshock. Der Brachialisdruck soll nach Zimmermann (1938) und Pap (1937) eine Erhöhung aufweisen. Heilbrunn (1936) beobachtete eine Erhöhung der Blutdruckamplitude. Hadorn (1937) unterscheidet 8 verschiedene Typen von Blutdruckkurven. Cossa, Bougeaut und Carlotti (1938) sahen eine relative Netzhautarteriendruckerhöhung, während Schmidt (1938) normale Werte angibt. Imati (1939) beobachtete eine erhöhte Amplitude des Netzhautarterienpulses durch Erhöhung des systolischen und Herabsetzung des diastolischen Druckes.

Der Augeninnendruck soll nach Schmidt (1938) unverändert bleiben, nach Wiechmann und Koch (1927), Ciotola (1938) und Imati (1939) eine Verminderung aufweisen. Beim Kaninchen fanden Accardi (1925) und Richter (1926) nach kleinen Insulindosen eine Augendruckerhöhung, während große Dosen eine Herabsetzung bedingen (Wolff und de Jongh 1925, Mamola).

de Montmollin und Streiff (1940) erhielten bei ihren Untersuchungen ähnliche Blutdruckkurven wie Hadorn, wobei der Netzhautarteriendruck parallele Veränderungen aufwies, während der Augendruck keine wesentlichen Abweichungen zeigte. Die Blutdruckveränderungen sind zum Teil mäßig, zum Teil aber beträchtlich, so daß die Insulinshocktherapie nur bei normalem Gefäßsystem angewendet werden darf.

Die scheinbar gegensätzlichen Befunde der verschiedenen Autoren lassen sich dadurch erklären, daß die Druckmessungen nicht gleichzeitig und nicht während des ganzen Verlaufes des Shocks durchgeführt wurden.

VI. Zusammenfassung.

Die Durchsichtigkeit der optischen Medien ermöglicht die direkte Beobachtung der Blutströmung in den Netzhautgefäßen und die sphygmomanometrische Bestimmung des Blutdruckes im Bereich der A. centralis retinae unter Kontrolle des Augenspiegels.

A. Der retinale Blutdruck unter physiologischen Bedingungen.

1. Netzhautarteriendruck.

Direkte Messungen des Netzhautarteriendruckes bei der narkotisierten Katze haben ergeben, daß der diastolische Druck in der A. centralis retinae 65 mm Hg, der systolische 85 mm Hg beträgt (Duke-Elder).

Das Hauptdruckgefälle in der Netzhaut findet, wie in den anderen Körperteilen, im Bereich der Arteriolen und Präcapillaren statt.

Unsere indirekten Messungen mit dem Ophthalmodynamometer von Bailliart ergaben bei der narkotisierten Katze einen diastolischen Netzhautarteriendruck von 55 bis 70 g und einen systolischen Druck von 90 bis 100 g bei einem Augeninnendruck von 20 mm Hg und einem mittleren Femoralisdruck von 150 mm Hg. Beim wachen Tier erwiesen sich die Druckwerte etwas niedriger: diastolischer Netzhautarteriendruck 30 bis 50 g, systolischer Netzhautarteriendruck 90 g.

Beim normalen erwachsenen Menschen ergaben zahlreiche indirekte Messungen des Netzhautarteriendruckes einen diastolischen Druck von 30 bis 40 mm Hg und einen systolischen Druck von 65 bis 70 mm Hg.

Der diastolische Netzhautarteriendruck beträgt bei der Katze und beim Menschen 45 bis 50% des Femoralis- bzw. des Brachialisdruckes, der systolische Netzhautarteriendruck 60 bis 65%.

Beim Menschen ist der diastolische Druck in den Netzhautarterien und in der A. brachialis konstanter als der systolische Druck. Der diastolische Netzhautarteriendruck steht mit dem diastolischen Brachialisdruck in enger Beziehung; das Verhältnis ändert sich kaum, wenn man statt in mm Hg umgerechnete Druckwerte, die in Gramm gemessenen Werte angibt. Die Werte in Gramm sind etwas geringer als die in mm Hg umgerechneten. Man kann somit den diastolischen Netzhautarteriendruck in Gramm direkt auf den diastolischen Brachialisdruck in mm Hg beziehen. Unter solchen Bedingungen gilt das praktische Gesetz, daß der normale diastolische Netzhautarteriendruck in Gramm ungefähr der Hälfte des diastolischen Brachialisdruckes in mm Hg entspricht.

a) Paralleles Verhalten des Netzhautarteriendruckes und des allgemeinen Blutdruckes.

Ein enges Verhältnis zwischen dem diastolischen Netzhautarteriendruck und dem diastolischen Brachialis- oder Femoralisdruck läßt sich nicht nur im Ruhezustand, sondern auch bei körperlicher Tätigkeit nachweisen. So werden künstlich erzeugte Änderungen des allgemeinen Blutdruckes von gleichsinnigen Änderungen in den Netzhautarterien begleitet (MONNIER und STREIFF 1942). Dieses Verhältnis läßt sich sowohl bei den sogenannten Nutritionsreflexen wie auch bei den sogenannten Entlastungsreflexen (HESS) des Kreislaufapparats nachweisen.

Die durch eine allgemeine Erregung des sympathico-adrenergischen Systems vermittelten Nutritionsreflexe kennzeichnen sich durch eine Erhöhung des allgemeinen Blutdruckes mit gleichzeitiger Drucksteigerung in den Arterien der Netzhaut und des Gehirns. Diese passive, hämodynamisch bedingte Druckerhöhung im Kopfgebiet bleibt jedoch quantitativ beschränkt, da gleichzeitig eine Vasokonstriktion der Arteriolen durch Erregungen des Halssympathicus stattfindet. Deshalb läßt sich während der natürlich oder künstlich ausgelösten Nutritionsreflexe (körperliche Tätigkeit, Reizung des Bauchsympathicus bzw. der Nervi splanchnici, Injektion von Adrenalin) eine Steigerung des Netzhautarteriendruckes oft kaum erfassen, um so weniger, als jede Steigerung des allgemeinen Blutdruckes sehr rasch durch die Kreislaufentlastungsreflexe (Depressorreflex, Carotissinusreflex) kompensiert wird. Unter pathologischen Bedingungen läßt sich dagegen die mit dem Blutdruck parallel verlaufende Netzhautarteriendrucksteigerung leichter nachweisen, vor allem wenn der allgemeine Blutdruck dauernd erhöht ist (abnorme Steigerung der Nutritionsreflexe, essentielle Hypertonie, Arteriosklerose usw.).

Das parallele Verhalten des Netzhautarteriendruckes und des allgemeinen Blutdruckes kommt bei den sogenannten Kreislaufentlastungsreflexen noch deutlicher zum Ausdruck. Die Auslösung dieser Schutzreflexe durch Erregungen aus der Herzwand und dem Arcus aortae über den Nervus vagus und Nervus depressor, aus dem Sinus caroticus über den Nervus glossopharyngeus, sowie aus dem Vestibularapparat hat eine deutliche Blutdrucksenkung mit gleichzeitiger Herabsetzung des Netzhautarteriendruckes zur Folge. Diese depressorischen Effekte werden jedoch durch die Blutdruckzügler rasch wieder kompensiert. Chemische

Stoffe, die eine kreislaufentlastende Wirkung entfalten (cholinergische Stoffe, Gewebshormone des Histamintypus usw.), können ähnliche Drucksenkungen verursachen. Man beobachtet ferner auch eine Senkung des Netzhautarteriendruckes bei allen Erkrankungen, die eine dauernde Herabsetzung des allgemeinen Blutdruckes zur Folge haben (Steigerung der Entlastungsreflexe bei Übererregbarkeit des Sinus caroticus, Hypotonie cardialen oder toxisch-infektiösen Ursprungs).

b) Netzhautarteriendruck und Augeninnendruck.

Der Augeninnendruck ist wie der Netzhautarteriendruck vom allgemeinen Blutdruck abhängig; beide variieren mit diesem gleichzeitig und gleichsinnig. Die intraokularen Druckschwankungen sind aber mit denjenigen des allgemeinen Blutdruckes nicht quantitativ proportional, da lokale Regulationsvorgänge kompensatorisch eingreifen. So kann z. B. eine durch Reizung des Sympathicus oder durch Adrenalin ausgelöste lokale Konstriktion der Arteriolen und Präcapillaren im Corpus ciliare den Augendruck relativ herabsetzen, während der allgemeine Blutdruck ansteigt. Der unter solchen Bedingungen gemessene Netzhautarteriendruck erscheint dann relativ erhöht, namentlich wenn man ihn in mm Hg ausdrückt. Anderseits genügt bei erhöhtem Augendruck ein verhältnismäßig geringer Gegendruck mit dem Ophthalmodynamometer, um die Pulsationen der Netzhautarterien in Erscheinung treten zu lassen.

In der Theorie muß also bei Bestimmung des Netzhautarteriendruckes der Augeninnendruck berücksichtigt werden, besonders dann, wenn „absolute“ Werte verlangt werden. In der Praxis wird die Berücksichtigung des intraokularen Druckes zweckmäßig, wenn an beiden Augen verschiedene Netzhautarteriendruckwerte gefunden werden.

2. Netzhautcapillardruck.

Der Netzhautcapillardruck ist in den proximal gelegenen Arteriolen und in den distal gelegenen Venen vom Blutdruck direkt abhängig. Deshalb können seine Schwankungen nur dann richtig festgestellt werden, wenn gleichzeitig in den afferenten und efferenten Gefäßen der Druck auch bestimmt wird und wenn an beiden Stellen gleichsinnige Druckänderungen festgestellt werden. Unter solchen Bedingungen liegen die Werte des Netzhautcapillardruckes normalerweise zwischen denjenigen des diastolischen Netzhautarteriendruckes und des Netzhautvenendruckes bzw. des intraokularen Druckes. Liegt die tiefere Grenze für den diastolischen Netzhautarteriendruck bei 40 mm Hg und die höhere Grenze des Augeninnendruckes bei 25 mm Hg, so wird der Netzhautcapillardruck im eigentlichen Capillarabschnitt zwischen 40 und 30 mm Hg schwanken. Annähernd gleiche Werte fanden die meisten Autoren, die nach indirekten Methoden versucht haben, den Netzhautcapillardruck zu bestimmen. Es besteht jedoch bei solchen Messungen die Gefahr, daß etwas höhere Druckwerte erhalten werden als sie den wahren Verhältnissen entsprechen.

3. Netzhautvenendruck.

Damit das Blut aus dem Auge unbehindert abfließt und die Netzhautvenen nicht kollabieren, muß der Blutdruck in diesen etwas höher sein als der Augeninnendruck. Tatsächlich ergaben direkte Druckmessungen beim Versuchstier, daß der Netzhautvenendruck um einige mm Hg höher ist als der intraokulare Druck. Die beim Menschen nach indirekten Methoden durchgeführten Messungen bestätigen diese Feststellung. Der Netzhautvenendruck schwankt beim Menschen um 25 mm Hg. Die genaue Bestimmung des Netzhautvenendruckes ist aber sehr schwierig und unterliegt großen Fehlerquellen, weshalb man ihr keine zu große Bedeutung beimessen darf.

4. Netzhautgefäßdruck und Liquordruck.

Die Beziehungen des Netzhautarterien- und Netzhautvenendruckes zum Liquordruck werden erst verständlich, wenn man über die Bedingungen des Liquorkreislaufes orientiert ist. Der Liquor cerebrospinalis wird von den Plexus chorioidei in den Hirnventrikeln sezerniert; eine Steigerung des allgemeinen Blutdruckes wird deshalb eine Zunahme des Liquordruckes und als gleichzeitige Teilerscheinung eine Erhöhung des Netzhautarteriendruckes zur Folge haben. Die scheinbar direkte Beziehung zwischen Netzhautarteriendruck und Liquordruck beruht also auf der gemeinsamen Abhängigkeit vom allgemeinen arteriellen Blutdruck.

Der Liquor cerebro-spinalis wird im Bereich des Sinus sagittalis superior, wo der Venendruck besonders niedrig ist, rückresorbiert. Eine Behinderung des venösen Abflusses im Bereich der Schädel- oder Halsvenen, wie dies im Queckenstedtschen Versuch z. B. künstlich erzeugt wird, hat eine Erhöhung des Venendruckes im Sinus sagittalis zur Folge. Die Rückresorption des Liquors wird dadurch beeinträchtigt und der Liquordruck steigt. Als Ausdruck des erhöhten Venendruckes im Kopfgebiet tritt auch eine Erhöhung des Netzhautvenendruckes auf, welcher die gleiche symptomatische Bedeutung beizumessen ist wie der Erhöhung des Liquordruckes. Das Verhältnis zwischen Netzhautvenendruck und Liquordruck beruht also auf ihrer gemeinsamen Abhängigkeit vom Blutdruck in den Venen des Kopfes. Das Bestreben, durch den Netzhautvenendruck Einblick in die Druckverhältnisse des Liquorkreislaufes zu bekommen, wäre also vom theoretischen Standpunkt aus begründet. Die Schwierigkeit der genauen Messung des Netzhautvenendruckes erklärt aber, warum diese funktionelle Beziehung praktisch nur eine beschränkte Bedeutung hat.

B. Der Netzhautarteriendruck unter pathologischen Bedingungen.

Auf Grund variationsstatistischer Untersuchungen konnte gezeigt werden, daß praktisch eine Abweichung von mindestens 10 g vom zu erwartenden diastolischen Netzhautarteriendruck (Netzhautarteriendruck $= \frac{\text{Brachialisdruck}}{2}$) notwendig ist, um die Annahme einer Abweichung von der Norm wahrscheinlich zu machen. Theoretisch kann erst bei einer Abweichung von $\pm$ 20 g mit Sicherheit von einer, im Verhältnis zum allgemeinen Blutdruck, pathologischen Abweichung gesprochen werden. Für größere Reihenuntersuchungen und statistische Vergleiche ist es gegeben, den bezeichnenden Unterschied von $\pm$ 15 g zugrunde zu legen, wie es in der vorliegenden Arbeit durchgeführt wurde.

Als *konkordant* mit dem allgemeinen Blutdruck kann der diastolische Netzhautarteriendruck dann angesehen werden, wenn er in Gramm der Hälfte des diastolischen Druckes in der A. brachialis (in mm Hg) entspricht. Bemerkenswert ist, daß diese Regel auch bei pathologisch erhöhtem oder herabgesetztem allgemeinem Blutdruck gilt.

Weicht der Netzhautarteriendruck $\pm$ 15 g oder mehr von der oben angegebenen Regel, so handelt es sich um einen *diskordanten* Netzhautarteriendruck.

Von *absoluter Diskordanz* (Hypertension oder Hypotension) sprechen wir dann, wenn bei einem *normalen* allgemeinen Blutdruck der Netzhautarteriendruck im oben angegebenen Sinne zu hoch oder zu niedrig befunden wird.

Relative Diskordanz liegt dann vor, wenn bei einem *pathologisch veränderten* allgemeinen Blutdruck der Netzhautarteriendruck eine Abweichung von $\pm$ 15 g oder mehr von dem zu erwartenden Wert aufweist. Ist z. B. bei einem hohen allgemeinen Blutdruck der Netzhautarteriendruck zu niedrig, so sprechen wir von einer *relativen Hypotension*, ist er zu hoch, von einer *relativen Hypertension.* Ebenso kann auch bei herabgesetztem allgemeinem Blutdruck eine relative Hypertension oder Hypotension vorkommen.

Die Bestimmung des systolischen Netzhautarteriendruckes, der in der Regel etwas mehr (10 bis 15 g) als dem Doppelten des diastolischen Netzhautarteriendruckes entspricht, ist auch von praktischer Bedeutung. In manchen krankhaften Zuständen ist der Differentialdruck zwischen diastolischem und systolischem Netzhautarteriendruck erhöht oder vermindert. Dabei kann er mit dem Differentialdruck in der A. brachialis konkordant oder diskordant sein.

Die von uns und von anderen Autoren bei Augenerkrankungen und bei Allgemeinerkrankungen durchgeführten Messungen des Netzhautarteriendruckes haben folgende Resultate ergeben:

Bei *Augenerkrankungen* ist der Netzhautarteriendruck meist konkordant. Eine diskordante Hypertension kommt öfters vor bei senilem Pseudotumor der Macula, Arteriosklerose der Netzhaut- und Aderhautgefäße, Embolie der Zentralarterie, Venenthrombosen, Retinopathia arteriosclerotica (Foster-Moore), Retinopathia albuminurica. Ein erhöhter Differentialdruck wurde auch öfters bei senilen Maculaerkrankungen beobachtet. Es zeigt sich also, daß der Netzhautarteriendruck besonders bei Augenerkrankungen vasculären Ursprungs eine Diskordanz aufweisen kann.

Demgegenüber kommt es bei *Allgemeinerkrankungen* viel häufiger zu einer Diskordanz des Netzhautarteriendruckes.

Eine *absolute* (isolierte) *Hypertension* kann im Vorstadium einer „essentiellen" Hypertonie, als Zeichen eines intrakraniellen Hochdruckes, bei sympathico-trigeminalen Reizzuständen, Schädeltrauma, Arteriosklerose des Gehirns beobachtet werden.

Eine *relative Hypertension* kann bei Hypertonie, bei Hemiplegie auf Seite des Herdes; bei Nephritis, Urämie, Schwangerschaftstoxicose mit pathologischem Augenbefund beobachtet werden.

Eine *absolute (isolierte) Hypotension* kommt vor bei essentieller Epilepsie, Parkinsonscher Krankheit, postencephalitischen Zuständen, multipler Sklerose, Encephalopathia posttraumatica, neuro-vegetativer Dystonie, Involutionspsychose, Dementia praecox, chronischem Alkoholismus, progressiver Paralyse; Myocarditis, Myokarderweichung, Herzinsuffizienz, Endokarditis; perniziöser Anämie, Lymphogranulomatose; Tuberkulose, Fleckfieber.

Ein *erhöhter Differentialdruck* kommt bei Schädeltrauma, bei der Raynaudschen Krankheit, Basedow und Aorteninsuffizienz vor.

Eine *relative Hypotension* kommt vor bei Arhythmie, Asystolie, Angina pectoris, Mitralinsuffizienz, Endarteriitis, Arteriosklerose, Herzinsuffizienz; Asthma, Bronchitis, Pneumonie; Hepatitis mit Ikterus, Lebercirrhose; Basedow, Addison, Diabetes mellitus mit oder ohne pathologischen Augenbefund; Neoplasmen; Hirnsyphilis.

Eine relative oder absolute Hypotension wurde auch beim Carotissinussyndrom, bei Hirntumoren der vorderen und mittleren Schädelgrube beobachtet.

In den meisten pathologischen Zuständen besteht zwischen den Veränderungen des Netzhautarteriendruckes und des Brachialisdruckes eine enge Beziehung (konkordanter Netzhautarteriendruck). In zahlreichen Fällen aber kommt es zu einer relativen oder absoluten Diskordanz. Eine zweckmäßige Verwertung und Interpretation dieser Resultate kann aber nur in Beziehung zur gesamten Funktionslage des Patienten und unter Berücksichtigung der lokalen Bedingungen (Augeninnendruck) stattfinden. Unter solchen Bedingungen lassen sich aus dem Netzhautarteriendruck wertvolle diagnostische und prognostische Rückschlüsse ziehen.

Zuletzt können auch aus den Ergebnissen der Ophthalmodynamometrie interessante patho-physiologische Fragen über den Einfluß der intraokulären und extraokulären Faktoren, sowie über periphere und zentrale Regulationsmechanismen im vegetativen System aufgeworfen werden.

Literatur.

ABRAMI, GALLOIS u. STEHELIN: Bull. Soc. Ophtalm. franç. **1930**, 262; **1931**, 567. — ABRAMOVICZ, J.: Klin. oczna (Pol.) **3**, 125 (1927). Ref. Zbl. Ophthalm. **19**, 436 (1928). — ABRAMOVICZ, J. u. M. MEINICKE: Arch. Ophtalm. (D.) **44**, 560 (1927). — ABRAMOVICZ, J. u. TYMINSKI: zit. BAILLIART (1923). — ABUREL, E. u. P. VANCEA: Klin. Mbl. Augenhk. **108**, 117 (1942). — ACCARDI, V.: Boll. Ocul. **4**, 289 (1925). Il doryl in terapia oculare. Athena 1936. — ADAMUK: Zbl. med. Wiss. **1867**, **433**. — ADDARII: Boll. scienze med. Bologna 1941. — AGLIALORO: Ann. Ostetr. **58**, 1573 (1936). — ALAGNA, G.: Ot. ecc. ital. **7**, 121 (1937). — ALBRICH, K. u. F. KUKAN: a) Klin. Mbl. Augenhk. **100**, 545 (1938); b) **100**, **937** (1938). — ALESTRA: zit. CATTANEO 1941. — ALIQUO'-MAZZEI: Lett. Oftalm. **1938**. — ALLEN, T. D. u. T. KOPPANYI: Proc. Soc. exper. Biol. a. Med. (Am.) **22**, 490 (1924). — ARNAUD u. GUILLOT: Ann. Ocul. (Fr.) **171**, 735 (1934). — ARNOLD: zit. CATTANEO 1941. — ARRUGA, H.: Klin. Mbl. Augenhk. **97**, **308** (1936). — ARSLAN, K. u. N. PAVANATO: Atti Soc. med.-chir. Padova **2**, 149 (1939). — ASCHER, K.: Ref. Zbl. Ophthalm. **39**, 138 (1937); Graefes Arch. **139**, 62 (1938). — ASK-UPMARK, E.: The carotid sinus and the cerebral circulation. Kopenhagen: Levin and Muksgaard 1935. — AUMANN, C., A. BRÜNIG u. H. SOHR: Mschr. Psychiatr. **99**, 532 (1938).

BAHR, G. VON: Sv. Läkartidn. (Schwd.) **1938**, 891. Ref. Zbl. Ophthalm. **42**, 43 (1938). — BAIARDI, P.: Atti Acc. med. Torino **1906**, **393**. — BAILLIART, P.: Ann. Ocul. (Fr.) **154**, 648 (1917); **155**, 453 (1918); a) **156**, 308 (1919); b) **156**, 672 (1919); **159**, 432 (1922). La circulation rétinienne à l'état normal et pathologique. Paris: Doin 1923. Ann. Ocul. (Fr.) **166**, 271 (1929). a) Zbl. Ophthalm. **22**, 143, 785 (1930). b) Bull. Soc. Ophtalm. franç. **1930**, 451. c) Rev. ot. etc. y Cir. neur. (Arg.) **5**, **3** (1930). Ann. Ocul. (Fr.) **168**, **513** (1931). Bull. Soc. Ophtalm. franç. **1934**, 370. Bull. Soc. Ophtalm. Par. **1936**. 296. a) Congr. internat. ophtalm. Caire **1937**, T. 1, 87. b) Bull. Soc. Ophtalm. Par. **1937**, 543. — BAILLIART, P. u. BOLLAK: Ann. Ocul. (Fr.) **158**, 641 (1921). — BAILLIART, P. u. CARETTE: Ann. Ocul. (Fr.) **163**, 922 (1926). — BAILLIART, P. u. DEFRANCE: Ann. Ocul. (Fr.) **178**, 56 (1942). — BAILLIART, P. u. HARTMANN: zit. LOBEL 1937. — BAILLIART, P. u. N. T. KORESSIOS: Soc. Ophtalm. Par. **1934**, 4. — BAILLIART, P. u. F. LEVY: Paris méd. **2**, 51 (1935). — BAILLIART, P. u. ROLLIN: Bull. Soc. Ophtalm. Par. **1935**, 612. — BAILLIART, P. u. H. TILLÉ: Bull. Soc. Ophtalm. franç. **1932**, 12. a) Bull. Soc. Ophtalm. Par. **1933**, 39; b) **1933**, 96. — BAITSCHENKO, J., A. N. KRESTOWNIKOW u. N. LOSANOW: Physiol. Z. **17**, 1272 (1934). — BARATTA, O.: a) Congr. internat. ophtalm. Caire **1937**, T. 2, 134. b) Ateneo parm. **9**, 189 (1937). — BARRENECHEA, S.: Congr. internat. ophtalm. Caire **1937**, T. 2, 266. — BARTELS: Z. Augenhk. **103**, 258 (1905). — BAURMANN, M.: Graefes Arch. **114**, 300 (1924). Dtsch. Ophthalm. Ges. Heidelberg 1925. Klin. Mbl. Augenhk. **76**, 874 (1926). Graefes Arch. **118**, 118 (1927). Klin. Mbl. Augenhk. **83**, 115 (1929); **93**, 690 (1934). Dtsch. Ophthalm. Ges. 1936. Ref. Zbl. Ophthalm. **36**, **343** (1936). — BAUWENS:

J. Neur. (Belg.) **28**, 387 (1928). — BAYLISS, W. M., L. HILL u. G. L. GULLAND: J. Physiol. (Brit.) **18**, 334 (1895). — BECKER, O.: Wien. med. Wschr. **1873**, I. — BEIGLBÖCK: Z. Klin. Med. **127**, 144 (1934). — BERENS, C.: Ann. Ocul. (Fr.) **166**, 853 (1929). — BERENS, C., H. SMITH u. H. CORNWALL: Arch. Neur. (Am.) **20**, 1151 (1928). — BESSIERE: Arch. Ophtalm. (Fr.) **49**, 219 (1932). — BICKEL, G. u. M. DEMOLE: Rev. méd. Suisse rom. **56**, 1 (1936). — BIDAULT, R.: Ann. Ocul. (Fr.) **165**, 13 (1929); **168**, 255 (1931). Bull. Soc. Ophtalm. Par. **1936**, 269. — BIEDL, A. u. M. H. REINER: Pflügers Arch. **79**, 158 (1900). — BIETTI, G. B.: Riv. ot. ecc. **15**, 113 (1938). — BIETTI, G. B. u. LUGLI: Riv. ot. ecc. **13**, 66 (1936). —BILANCIONI, G.: Atti Clin. oto- ecc. iatr. Univ. Roma, **1920**, 433. — BISCONS u. MERCIER: Arch. Mal. Cœur etc. **10**, 336 (1917). — BLIEDUNG, C.: a) Münch. med. Wschr. **71**, 264 (1924). b) Arch. Augenhk. **94**, 198 (1924). Handb. der biologischen Arbeitsmethoden: Die Bestimmung des Blutdruckes in der Arteria centralis retinae. Berlin u. Wien: Urban u. Schwarzenberg 1926. — BLOCH, F.: New York acad. of med. 15. 3. **1937**. Ref. Arch. Ophthalm. (Am.) **8**, 178 (1937). — BLOCK, BATES u. OPPENHEIMER: Arch. Neur. (Am.) **11**, 444 (1924). — DE BONIS, V. u. V. SUSANNA: Zbl. Physiol. **23**, 169 (1909). — BORSELLO, G. u. F. BRUNETTI: Rass. itál. Ottalm. **9**, 606 (1940). — BOSTROLM, A.: Handb. der Geisteskrankheiten **7**, 221 (1930). — BOUCKAERT, J. u. F. JOURDAN: a) Arch. internat. Pharmacodynam. **53**, 523 (1936); b) **54**, 155 (1936). — BOZZI, E. u. L. CIURLO: Arch. ital. Ot. ecc. **448**, 83 (1936). — BRACHET: zit. VILLARET. — BRADBURG u. EGGLESTON: Amer. Heart. J. **1**, 73 (1925). — BRAUCH, F.: Ref. Zbl. Ophthalm. **24**, 527 (1930/31). — BRECHER, J.: Klin. Wschr. **95**, 372 (1935). — BRUCH, H.: Klin. Wschr. **1937 I**, 236. — BRUSH, C. E. u. R. FAYERWEATHER: Amer. J. Physiol. **5**, 199 (1901). — BRUZZONE: Ann. Laringol. ecc. **2**, 265 (1926). — BUCALOSSI, A.: Ann. Ottalm. **66**, 292 (1938). — BULSON, E. L.: Amer. J. Ophthalm. **21**, 34 (1938). — BURN, J. H. u. H. H. DALE: J. Physiol. (Brit.) **24**, 72 (1926). — BUSACCA, A.: Congr. internat. ophtalm. Caire **1937**, T. 2, 265.

CALLENFELS: Z. ration. Med. **1855**, 1. — CAMIS, M. u. G. PUPILLI: Arch. ital. Biol. **75**, 80 (1925). — CANDIAN: Ann. Ottalm. **66**, 824 (1938). — CANTELE, P. G.: Arch. ital. Ortol. ecc. **44**, 129 (1933). — CARLOTTI, JACQUET u. ROLAND: Rev. Ot. etc. (Fr.) **14**, 260 (1936). — CASA', G.: Atti Congr. ital. Ottalm. **1939**, 181. — CASSUTO, N.: Boll. Ocul. **17**, 635 (1938). — CATTANEO, D.: Congr. internat. ophtalm. Caire **1937**, T. 2, 112. Atti Congr. ital. Oftalm. **1938**, 255; **1939**, 193. Ann. Ocul. (Fr.) **69**, 705 (1941). — CATTANEO, D. u. LASAGNA: Ann. Ottalm. **66**, 1 (1938). — CERANKE: Med. Klin. **18**, 609 (1937). — CHASSAING, J. E.: Thèse Paris 1935. — CIOTOLA, G.: Boll. Ocul. **17**, 738 (1938). — CIURLO, L. u. G. SANTUCCI: Arch. ital. Ot. ecc. **46**, 353 (1934). — CLARKE: Amer. J. Ophthalm. **3**, 22 u. 249 (1939). — CLAUDE: zit. CATTANEO 1941. — CLAUDE, H., A. LAMACHE u. J. DUBAR: Encéphale **22**, 1 (1927). a) Presse méd. **2**, 1057 (1928). b) Paris méd. **1928**, 24. 3. — COBB, S. u. J. E. FINESINGER: Arch, Neur. (Am.) **28**, 1243 (1932). — COCCIUS, A.: Über die Anwendung des Augenspiegels. Leipzig 1853. Der Mechanismus der Akkommodation. Leipzig 1868. — COHEN, S. J. u. L. BOTHMANN: Amer. J. Physiol. **81**, 665 (1927). — COJAZZI, L.: Riv. ot. ecc. **14**, 546 (1937). — COMBERG: Dtsch. Ophthalm. Ges. **1924**, 276. — CONDORELLI, L.: Boll. Soc. ital. Biol. sper. **13**, 1045 (1938). — CONSTANTINE, E.: Amer. J. Ophthalm. **23**, 436 (1940). — COOK, H. W.: Amer. J. Med. Sci. **125**, 433 (1903). — COOK, H. W. u. J. B. BRIGGS: Hopkins Hosp. Rep., Baltim. **11**, 451 (1903). — COPPEZ, H.: J. Neur. (Belg.) **26**, 339 (1926). J. belge Neur. **36**, 298 (1936). Ophthalmologica (Schwz.) **99**, 65 (1940). — CORRADI: zit. CATTANEO 1941. — CORRADO, M.: Ann. Ottalm. **66**, 721 (1938). Atti Congr. ital. Ottalm. **1939**, 221. Ann.

Ottalm. 68, 1 (1940). — COSSA, BOUGEAUT u. CARLOTTI: Rev. neur. (Fr.) 69, 14 (1938). — COSTA LENNON R.: Arch. Oftalm. hisp.-amer. (Sp.) 34, 595 (1934). — COUADAU: Bull. Soc. Ophtalm. franç, 1936. — COURLAND, M. u. E. KAHANE: C. r. Soc. Biol. 99, 1136 (1938). — COW, D.: J. Physiol. (Brit.) 42, 125 (1911). — DE CRINIS u. UNTERBERGER: Zbl. Hals- usw. Hk. 14, 237 (1930). — CUSHING, H.: Amer. J. med. Sci. 124, 375 (1903); 125, 1017 (1903). — CZUKRASZ, J.: Ref. Zbl. Ophthalm. 43, 277 (1939).

DALLA TORRE, G. u. G. CANTELE: Riv. ot. ecc. 14, 1 (1937). — DAMEL, C.: Rev. Especial med. (Sp.) 5, 1454 (1930). — DARBELLAY, P.: Schweiz. med. Wschr. 1943, 1. — DECKER. P.: Schweiz. med. Wschr. 1938, 588. — DELANOY u. DEMAREZ: J. Chir. (Fr.) 53, 449 (1939). — DEMETRIADES, T.: zit. SPIEGEL u. SOMMER 1931. — DENKERS, P. G.: Amer. J. med. Sci. 181, 675 (1931). — DEUTSCH, E., O. EHRENTHEIL u. O. PEIRSON: J. Labor. a. clin. Med. (Am.) 26, 1729 (1941). — DEYL: Wien. klin. Rdsch. 1912, Nr. 32 u. 34. — DICKER, S.: Cardiologia 5, 93 (1941). — DIETER: Arch. Augenhk. 96, 179 (1925); 99, 678 (1928). — DIMITRIOU: Graefes Arch. 139, 704 (1938). — DIMMER, F.: Der Augenspiegel und die Ophthalmoskopische Diagnostik, 3. Aufl. Leipzig u. Wien: F. Deutike 1921. — DIVRY: Ann. Acad. méd. 1921, 637. — DIXON, W. E. u. W. D. HALLIBURTON: Quart. J. exper. Physiol. 3, 315 (1910). — DOGLIOTTI: zit. CATTANEO 1941. — DONDERS, F. C.: Graefes Arch. 1, 75 (1854). — DONZELOT, E. u. KISTHINIOS: La tension artérielle. Paris: J. Baillière et Fils 1935. — DOYON: Arch. physiol. norm. et pathol. 2, 774 (1890); 3, 154 (1891). — DRAGANESCO u. LAZARESCO: Rev. Otol. 17, 107 (1939). — DRAMSIZOW, N.: Zbl. Neur. u. Psych. 63, 826 (1932). — DUBAR, J.: Bull. Soc. Ophtalm. Par. 1927, 151; 1928, 76. Bull. Soc. Ophtalm. franç. 1933, 45. — DUBAR, J. u. A. LAMACHE: Bull. Soc. Ophtalm. Par. 1928, 323. Bull. Soc. Ophtalm. franç. 1929, 448. — DUBAR, J. u. PICARD: Séances Soc. Biol. 28, 1152 (1927). — DUBAR, J. u. TARGOWLA: Ann. méd. lég. 14, 814 (1934). — DUBOIS-POULSEN: Bull. Soc. Ophtalm. Par. 1938, 1 — DUKE-ELDER, W. S.: a) J. Physiol. (Brit.) 62, 1 (1926); b) 62, 409 (1926). c) Brit. J. Ophthalm. 10, 513 (1926). Text-Book of Ophthalmology. Vol. I, London: Henry Kimpton 1932. — DUMAS, G., A. LAMACHE u. J. DUBAR: Séances Soc. Biol. 96, 159 (1927). — DURIG, A.: Über Blutdruck und Blutdruckmessung. Wien u. Leipzig: Moritz Perles 1932. — DUSSELDORP, M. u. L. J. RIVOLTA: Rev. ot. etc. y Cir. neur. (Arg.) 8, 400 (1933). — DUVERGER u. BARRÉ: Ann. Ocul. (Fr.) 37, 71 (1920).

EHLERS, H.: Ref. Zbl. Ophthalm. 23, 427 (1930). — EKGREN, E.: Fortschr. Med. 20, 105 (1902). — ELLIOT, R. H.: Brit. J. Ophthalm. 5, 481 (1921). — ELSCHNIG: Graefes Arch. 92, 101, 237 (1917). — ENDO, F.: Acta Soc. ophthalm. jap. 39, 545 (1936). Ref. Zbl. Ophthalm. 36, 423 (1936). — ESPILDORA, C.: a) Ann. Ocul. (Fr.) 168, 537 (1931). b) Arch. Oftalm. hisp.-amer. (Sp.) 31, 487 (1931). Congr. internat. ophtalm. Caire 1937, T. 2, 156.

FABRICIUS JENSEN: Acta ophthalm. (Dän.) 4, 36 (1927). — FAENZA: Clin. chir. (It.) 15, 5 (1939). — FANTA: Klin. Mbl. Augenhk. 109, 11 (1943). — FANTA u. SIEDEK: Klin. Wschr. 21, 881 (1942). — FARNARIER: Thèse Marseille 1938. — FEDERN, S.: Wien. klin. Wschr. 15, 835 (1902). — FENTADO, D.: Lancet 1942, 602. — FERRARI: Arch. Ottalm. (St.) 39, 471 (1932). — FILATOV, V., J. JERSCHKOVITCH u. V. CHEVALOV: Vestn. Oftalm. 11, 154 u, 161 (1937). — FINESINGER, J.: Arch. Neur. (Am.) 23, 1290 (1932). — FINESINGER, J. u. T. J. PUTNAM: Arch. Neur. (Am.) 30, 775 (1933). — FISCHER, F. P.: Klin. Mbl. Augenhk. 74, 220 (1925). — FLEISCH, A.: Biochem. Z. 177, 376 (1926). — FLEISCHMANN: Dtsch. med. Wschr. 1925, 2059. — FLOREY, H.: a) J. Physiol. (Brit.) 59, 83 (1925). b) Brain 48, 43 (1925). — FLURY:

Arch. exper. Path. (D.) **85**, 319 (1920). — FONTANA: Rass. ital. Ottalm. **1935**, 640. — FORBES, H. S.: Arch. Neur. (Am.) **19**, 751 (1928). — FORBES, H. S., K. H. FINLEY u. G. N. NASON: Arch. exper. Path. (D.) **175**, 640 (1934). — FORBES, H. S. u. G. J. NASON u. R. C. WORMAN: Arch. Neur. (Am.) **37**, 134 (1937). — FORBES, H. S. u. H. G. WOLFF: Arch. of Neur. **19**, 1057 (1928). — FORBES, H. S., H. G. WOLFF u. S. COBB: Amer. J. Physiol. **89**, 266 (1929). — FRÄNKEL: Z. exper. Path. u. Ther. **15**, (1914). — FRANCESCHETTI, A.: Praxis **1939**, 627. — FRANCESCHETTI, A. u. P. KIEWE: Klin. Mbl. Augenhk. **92**, 411 (1934). — FRANCESCHETTI, A. u. M. KLINGLER: Die posttraumatische Encephalopathie. Schw. Arch. f. Neurol. **50**, 267 (1943). — FRANCESCHETTI, A. u. V. SCHLAEPPI: Dtsch. med. Wschr. **1**, 529 (1940). — FRANCESCHETTI, A. u. E. B. STREIFF: Klin. Mbl. Augenhk. **102**, 633 (1939). — FRANK u. REH: zit. CATTANEO 1941. — FREEMAN, HOSKINS u. SLEEPER: Arch. Neur. (Am.) **27**, 333 (1932). — FREY, E.: Schweiz. Arch. Neur. **41**, 447 (1938). — FRIEDMANN: Nagel Jber. Ophthalm. **1891**, 494. Münch. med. Wschr. **1903**. — FRITZ, M.: Bull. Soc. Ophtalm. belge **69**, 103 (1934); **71**. 259 1934); **71**, 264 (1935); **73**, 132 (1936). a) Congr. internat.ophtalm. Caire **1937**, T. 2, 218. b) Bull. Soc. Ophtalm. belge **74**, 30 (1937); a) **76**, 45 (1938); b) **77**, 62 (1938). J. belge Neur. **39**, 159 (1939). — FROMMEL, E. u. V. BISCHLER: Schweiz. med. Wschr. **1938**, 1160. — FUNAISHI: Namma-Igakukai-Zasshi (Jap.) **12**, 476 (1924). Ref. Zbl. Ophthalm. **15**, 410 (1924).

GÄRTNER, G.: Münch. med. Wschr. **47**, 1195 (1900). — GÄRTNER, G. u. J. WAGNER: Wien. med. Wschr. **1887**, 642. — GALAMINI, A.: Fisiol. e med. **7**, 267 (1936). —GALEAZZI: Boll. Ocul. **1934**, 1443. — GALLAVARDIN: La tension artérielle en clinique. Mesure et valeur sémiologique. Paris: Masson 1921. — GALLOIS, J.: Bull. Soc. Ophtalm. Par. **1929**. 154; **1937**, 197. — GALLOIS, J. u. DECHAMPS: Bull. Soc. Ophtalm. franç. **1928**, 402. — GALLOIS, J. u. GIROUX: Bull. Soc. Ophtalm. franç. **1935**, 289. — GANDOLFI: Rass. ital. Ottalm. **7** (1938). Ann. Ottalm. **67**, 433 (1939). — GAUDISSART, P.: a) Amer. J. Ophthalm. **4**, 500(1921). b) Presse méd. **1921**, 893. Ann. Ocul. (Fr.) **164**, 270 (1927). — GENNES: Bull Soc. méd. Hôp. Par. **1934**, 1560. — GERHARDT, D.: Arch. exper. Path. (D.) **44**, 161 (1900). — GIANNINI, D.: Ann. Ottalm. **62**, 938 (1934). — GILBERT, W.: Graefes Arch. **82**, 389 (1912). — GIRAUD, G.: L'hypotension artérielle dans les maladies chroniques. Paris: Masson 1931. — GOLLWITZER-MEIER, K. u. P. ECKHARDT: Arch. exper. Path. (D.) **175**, 689 (1934); **177**, 501 (1935). — GOLLWITZER-MEIER, K. u. H. SCHULTE: Arch. exper. Path. (D.) **165**, 685 (1932). — GOLOWIN: Z. Augenhk. **70**, 265 (1930). — GRAEFE, A. VON: Graefes Arch. **1**, 382 (1865); **2**, 299 (1855). Graefes Arch. **10**, 176 (1864); **12**, 207 (1866). — GRANT, F. C.: Arch. Neur. (Am.) **27**, 816 (1932). — GRAY, W.: Brit. J. Ophthalm. **17**, 577 (1933). — GREBNER, F. u. GRÜNBAUM: Wien. med. Presse **40**, 2033 (1899). — GROSZ, E.: Ann. Ocul. (Fr.) **174**, 167 (1937). — GUERRA: Atti Congr. ital. Ottalm. **1935**, 577. — GUILLERMIN u. CHAMS: Rev. Otol. (Fr.) **9**, 1 (1931). — GUILLOT u. PAILLAS: Rev. Ot. etc. (Fr.) **13**, 266 (1935). — GUMPRECHT: Z. Klin. Med. **39**, 377 (1900).

HADORN: Arch. Kreislaufforsch. **2**, 1 (1937). — HANDOVSKY, H.: Münch, med. Wschr. **59**, 1064 (1922). — HANSEN: Klin. Wschr. **1942**, 241. — HARTLEBEN: Zbl. inn. Med. **1934**, 1041. — HARTMANN: Ann. Ocul. (Fr.) **161**, 161, 241 (1924). — HASEBE, T.: a) Acta Soc. ophthalm. jap. **41**, 93 (1937). Ref. Zbl. Ophthalm. **39**, 617 (1937); b) **41**, 1791 (1937). Ref. Zbl. Ophthalm. **40**, 218 (1938). — HASEGAWA, T.: Ausz. z. Otol. (Tokio) **40**, 74 (1934). Ref. Zbl. Ohr- usw. Hk. **319**, 383 (1935). — HEILBRUNN, G.: Schweiz. med. Wschr. **1936**, 961. — HELFREICH, FR.: Festschr. Univ. Würzburg **11**, 127 (1882). Ref.

Graefes Arch. **28**, 1 (1882). — HENDERSON, T.: Trans. ophthalm. Soc. U. Kingd. **34**, 309 (1914). — HENDERSON, T. u. E. H. STARLING: J. Physiol. (Brit.) **31**, 305 (1904). — HERING, H. E.: Die Carotissinusreflexe auf Herz und Gefäße. Dresden 1927. — HERTEL, E.: Congr. internat. ophtalm. Caire **1937**, 84. — HERY, J.: Les capillarites rétiniennes. Paris: Le François 1935. — HESS, W. R.: Erg. inn. Med. **23**, 1 (1923). Das Zwischenhirn und die Regulation von Kreislauf und Atmung (Beitrag zur Physiol. des Hirnstammes). Leipzig: Thieme 1938. — HEUPKE, W.: Z. exper. Med. **44**, 198 (1924). — HEYMANS, C. u. J. J. BOUCKAERT: C. r. Soc. Biol. **100**, 202 (1929); **110**, 996 (1932). — HEYMANS, C., J. BOUCKAERT u. REGNIERS: Le sinus carotidien et la zone homologue cardio-aortique. Paris: Doin 1933. — HILL, L.: Lancet **1898**, 282. — HILL, L. u. MACLEOD: J. Physiol. (Brit.) **26**, 394 (1901). — HILTON RIBEIRO: Rev. Ot. etc. (Fr.) **17**, 347 (1939). — VON HIPPEL, E. u. GRÜNHAGEN: Arch. Ophthalm. (D.) **15**, 265 (1868); **17**, 231 (1869). — HIROISHI, H.: Graefes Arch. **113**, 212 (1924). — HIROSE, S.: Klin. Mbl. Augenhk. **85**, 689 (1930). — HIRSCHFELDER, A. D.: J. Pharmacol. (Am.) **6**, 579 (1915). — HOLZ, B.: Berl. klin. Wschr. **1889**, Nr. 50. — HOOKER u. EYSTER: zit. CATTANEO 1941. — HOORNACKER: Bull. Soc. belge ophtalm. **60**, 86 (1930). — HORNIKER: a) Congr. internat. ophtalm. Caire **1937**, T. 2, 236. b) Atti Congr. ital. Ottalm. **1937**. c) Ann. Ottalm. **65**, 832 (1937). — HOROVITZ, D. VON: Arch. Augenhk. **81**, 143 (1916). — HOWE, H. S. u. E. MCKINLEY: Arch. Neur. (Am.) **18**, 81 (1927). — HUERTHLE, K.: Pflügers Arch. **44**, 461 (1889).

IMACHI, K., J. IMACHI, T. MARNO, J. NAKAYAMA, S. SAITO u. F. SHINTANI: Jber. Kurashiki-Z. hosp. **11**, 101 (1936); **11**, 297 (1937). Ref. Zbl. Ophthalm. **38**, 209 (1937); **39**, 661 (1937). IMACHI, K. u. S. KODOMARI: Acta Soc. ophthalm. jap. **38**, 1051 (1934). Ref. Zbl. Ophthalm. **33**, 103 (1934). — IMATI, J.: Acta Soc. ophthalm. jap. **43**, 813 (1939). Ref. Zbl. Ophthalm. **47**, 233 (1942). — IMRE, J.: Klin. Mbl. Augenhk. **98**, 682 (1937).

JÄGER, A.: Münch. med. Wschr. **2**, 1083 (1940). — JÄGER, E. VON: Wien. med. Wschr. **3/5**, 1854. Über die Einstellung der dioptrischen Apparate. 1861. — JANEWAY, C.: The clinical study of blood-pressure. New York u. London: D. Appleton and Co. 1904. — JEANDELIZE, P. u. P. L. DROUET: Bull. Soc. Ophtalm. Par. **1938**, 286. — JELLINEK: Z. Klin. Med. **39**, 447 (1900). — JENSEN, P.: Pflügers Arch. **103**, 171 (1904). — JERSCHKOVITCH, J. u. V. CHEVALOV: Vestn. Oftalm. **11**, 168 (1937). — JONA, S.: a) Riv. ot. ecc. **18**, 312 (1941). b) Rass. ital. Ottalm. **10**, 151 (1941).

KACHOUK, M. S.: Med. Z. Akad. Nank., URSS. **9**, 1439 (1940). Ref. Zbl. Ophthalm. **46**, 98 (1940). — KAHLER, H.: Erg. inn. Med. **25**, 265 (1924). Wien. klin. Wschr. **1931**, 1241. — KAHN, R. H.: Zbl. Physiol. **18**, 153 (1904). — KALT, M.: Thèse Paris **1927**. Bull. Soc.. Ophtalm. franç **1928**. Arch. Ophtalm. (Fr.) **45**, 522 (1928). — KAMOGAWA, A.: a) Acta Soc. ophthalm. jap. **40**, 2602 (1936). Ref. Zbl. Ophthalm. **38**, 236 (1936); b) **39**, 139 (1936). c) Klin. Mbl. Augenhk. **97**, 611 (1936). a) Acta Soc. ophthalm. jap. **41**, 111 (1937). Ref. Zbl. Ophthalm. **39**, 617 (1937). b) Acta Soc. ophthalm. jap. **41**, 554 (1937). Ref. Zbl. Ophthalm. **39**, 618 (1937). — KARRENSTEIN: Z. Klin. Med. **1**, 322 (1903). — KEIL, J.: Klin. Mbl. Augenhk. **99**, 625 (1937). — KELLER, C.: Arch. exper. Path. (D.) **154**, 357 (1930). — KENEL, C.: Schweiz. med. Wschr. **1939**, 399. Rev. méd. Suisse rom. **61**, 385 (1941); Suppl. ophthalmologica (Schw.) **31** (1945). — KINUKAWA, C.: Acta Soc. ophthalm. jap. **42**, 1533 (1938). Ref. Zbl. Ophthalm. **42**, 517 (1939). — KLAR, J.: Congr. internat. ophtalm. Caire **1937**, T. 2, 52. — KLEIN, S. u. SVETLIN: Untersuchungen über den Einfluß des Sympathicus auf die Circulation des Augenhintergrundes. In LEIDERSDORFS Psychiatrische Studien **1876**, 89. — KNOBLOCH, R.:

Československ. Ofthalm. 3, 326 (1937). Ref. Zbl. Ophthalm. 41, 270 (1938). — Ko, E.: Acta Soc. ophthalm. jap. 41, 229 (1937). Ref. Zbl. Ophthalm. 39, 517 (1937). — Koch, F. L.: Arch. Ophthalm. (Am.) 26, 565 (1941). — Kochmann, M. u. P. Römer: Arch. Ophthalm. (D.) 88, 528 (1914). — Koopmans, S.: Acta neerld. Physiol. etc. 7, 138 (1937). — Kornfeld, S.: Wien. med. Blätter 1899, 635. — Kotljarewskaja, S. u. N. Infa: Vestn. Oftalm. 9, 14 (1936). Ref. Zbl. Ophthalm. 38, 32 (1937). — Kotyza, F.: Čas. Lék. česk. 1936, 1242. Ref. Zbl. Hals- usw. Hk. 28, 318 (1937). — Kremer: zit. Spiegel u. Sommer 1931. — Kröger: Diss. Münster i. W., 1939. — Kühn, J.: Arch. exper. Path. (D.) 94, 74 (1922). — Kümmel, R.: Ref. Zbl. Ophthalm. 1, 35 (1914); 17, 154 (1927). — Kukan, F.: a) Z. Augenhk. 90, 166 (1936). b) Klin. Mbl. Augenhk. 97, 331 (1936); 98, 680 (1937). — Kulkov, A. u. A. Sternberger: Nevropat. it. d. 5, 365 (1936). — Kurz, M. J: Soc. Ophthalm. českoslov. 1931. Ann. Ocul. (Fr.) 169, 258 (1933). — Kuschel: Z. Augenhk. 52, 233 (1924). — Kyrieleis, W.: Graefes Arch. 137, 481 (1937).

Labesse: Thèse Paris 1932. — Laignel-Lavastine, Koressios u. Wuermser: Mém. Soc. méd. Hôp. Par., séance 23. 3. 1934. — Laigner: Bull. Soc. Ophtalm. Par. 1935, 151. — Lamache, A.: Thèse Paris 1926. — Lamache, A. u. Dubar: Bull. Soc. Ophtalm. franç. 1928, 229. — Landis, J.: Amer. J. Physiol. 93, 353 (1930). — Langhammerova, R.: Československ. Ofthalm. 3, 101 (1937). Ref. Zbl. Ophthalm. 39, 291 (1937). — Lauber, J.: a) Z. Augenhk. 87, 65 (1935). b) Bull. Soc. Ophtalm. franç. 1935, 429; Arch. Ophthalm. 16, 555 (1936). a) Klin. oczna (Pol.) 15, 230 (1937). Ref. Zbl. Ophthalm. 39, 374 (1937). b) Wien. klin. Wschr. 1937, 840. a) Klin. Mbl. Augenhk. 100, 108 (1938). b) Zbl. Ophthalm. 40, 126 (1938). Zbl. Neur. 99, 791 (1941). — Lazarus u. Shirmunski: Z. Klin. Med. 1884, 299. — Lebenson: Illinois med. J. 48, 212 (1925). — Leber, Th.: Graefes Sämisch' Handb. ges. Augenheilkunde 2, 2 (1903). — Leitov u. Kahn: zit. Durig 1932. — Leplat: Ann. Ocul. (Fr.) 157, 693 (1920); 158, 414 (1921). — Leriche, A.: a) Presse méd. 28, 301 (1920). b) Lyon chir. 17, 703 (1920). 1931: zit. Morelli. — Ley, J. u. de la Fontaine-Verwey: C. r. Soc. Biol. 101, 478 (1929). — Lichtheim: Dtsch. Arch. klin. Med. 85, 360 (1905). — Lida, E. u. A. Adrogué: a) C. r. Soc. Biol. 95, 1160 (1926). b) Sem. med. (Sp.) 33, 225 (1926). — Liebesny, P.: Pflügers Arch. Physiol. 198, 215 (1923). — Lindberg, J. G.: Finska Läk. sällk. Hdl. 76, 694 (1934). Ref. Zbl. Ophthalm. 32, 738 (1934). Graefes Arch. 133, 191 (1935). — Linksz, A.: Amer. J. Ophthalm. 25, 705 (1942). — Linksz, A. u. J. Rasko: Ann. Ocul. (Fr.) 176, 747 (1939). — Lno, T. H. u. H. S. Ch'en: Clin. med. J. 56, 345 (1939). Ref. Zbl. Ophthalm. 45, 47 (1940). — Lobel, M.: Thèse Paris 1937. — Loman, J.: Amer. J. Surg., N. s. 39, 479 (1938). — Lopez, P. G.: a) Arch. med. serv. san. Ejérc (Santiago) 5, 16 (1938); b) 5, 35 (1938). — Luisada: zit. Cattaneo 1941. — Lullies, H.: Pflügers Arch. 199, 471 (1923). — Lullies, H. u. Gulkowitsch: Schriften d. Königsberger Gelehrten Ges., Jg. 1, H. 2 (1924). — Luque, Galmez u. Casorzo: Arch. Oftalm. B. Air. 15, 136 (1940).

Maestranzi, D.: Ann. Laring. ecc. 2, 129 (1926). — Magitot, A.: Ann. Ocul. (Fr.) 163, 709 (1926). Rev. neur. (Fr.) 34, 22 (1927). Bull. Soc. Ophtalm. Par. 1934, 156. Bull. Soc. Ophtalm. franç. 1939, 38. — Magitot, A. u. P. Bailliart: Ann. Ocul. (Fr.) 156, 656 (1919); a) 158, 81 (1921); b) J. Physiol. et Path. gén. 19, 532 (1921). Rev. ot. ecc. Sud. amer. 7, 1 (1932). — Magitot, A. u. P. Desvignes: Bull. Soc. Ophtalm. Par. 1934, 143. C. r. Soc. Biol. 116, 302 (1934). — Magitot, A. u. Dubois: Bull. Soc. Ophtalm. franç. 1932, 403. a) Bull. Soc. Ophtalm. Par. 1933, 115. b) Bull. Soc. Ophtalm. franç. 1933. — Magitot, A. u. Tille: Ann. Ocul. (Fr.) 169, 317

(1932). — MAMOLA: zit. CIOTOLA 1938. — MARCHESANI: Klin. Mbl. Augenhk. **100**, 607 (1938). — MARCHESINI, E.: Ann. Ottalm. **63**, 532 u. 621 (1935). — MARCOLONGO, F. u. A. VITA: Clin. med. ital. **63**, 885 (1932). — MARINESCO, G., S. DRAGANESCO u. A. BRUCH: Rev. Otol. (Fr.) **12**, 187 (1934). — MARK, R. E. u. L, B. SEIFERTH: Z. exper. Med. **93**, 685 (1934). — MARSIGLI, G.: Valsalva (It.) **10**, 206 (1934). — MARUCCI: Ann. Ottalm. **64**, 671 (1936). — MASING, E.: Dtsch. Arch. klin. Med. **74**, 253 (1902). — MAZZEI, A:. Arch. Ottalm. **27**, 83 (1920). — MICHELAZZI: zit. CATTANEO 1941. — MICHELETTI: zit. CATTANEO 1941. — MIES, H.: Z. Biol. **97**, 218 (1936); **99**, 141 (1938). Pflügers Arch. **243**, 703 (1940). — MIWA, M., M. OZAKI u. R. SHIROSHITA: Arch. exper. Path. (D.) **128**, 211 (1928). — MONNIER, M. u. E. B. STREIFF: Pflügers Arch. **243**, 703 (1940). C. r. Soc. Physiol. suisses **1940**. a) Pflügers Arch. **244**, 526 (1941). C. r. Soc. Physiol. suisses **1941**. b) Pflügers Arch. **245**, 53 (1941); a) **246**, 145 (1942). b) Confinia Neur. **4**, 294 (1942). c) Riv. ot. ecc. **19**, 1 (1942). — MONTANDON, A.: Rev. méd. Suisse rom. **7**, 424 (1941). — DE MONTMOLLIN, R. u. E. B. STREIFF: Schweiz. med. Wschr. **1940**, 326. — MORAT u. DOYON: Arch. Phys. **5**, 60 (1892). — MOREL, F., A. FRANCESCHETTI u. E. B. STREIFF: Schweiz. med. Wschr. **1938**, 1166. — MORITZ, O.: Dtsch. Arch. klin. Med. **1903**, 339. — MORITZ, O. u. TABORA: zit. CATTANEO 1941. — DE MORSIER, G., M. MONNIER u. E. B. STREIFF: Soc. Oto-neuro-ophtalm. belge 18. 10. 1938. Rev. neur. (Bel.) **6**, 702 (1939). — MORUZZI, G.: J. Neurophysiol. **3**, 20 (1940). — MOUTIER: Presse méd. **26**, 12 (1918). — MÜLLER, H. K., A. BRÜNIG u. H. SOHR: Dtsch. ophthalm. Ges. Heidelberg 1938. Ref. Zbl. Ophthalm. **41**, 398 (1938).

NERI: zit. BORSELLO u. BRUNETTI 1940. — NICHELATTI, A.: Ann. Ottalm. ecc. **56**, 887 (1928). — NIZZOLI: zit DURIG 1932. — NOTHNAGEL: Virchows Arch. **40**, 203 (1867). — NOYONS, A. K., M. VAN WESTENRIJK u. J. JONGBLOED: Acta neerld. Physiol. etc. **5**, 82 (1935). — DE NUNNO, R.: Studi Sassaresi **18**, 55 (1940).

OGAWA. M.: Fol. pharmacol. jap. **5**, 263 (1927). Ref. Zbl. Ophthalm. **19**, 215 (1928). — ORZALESI, F. u. N. CASSUTO: a) La tonoscopia retinica. Bemporad, Firenze 1938. b) Boll. Ocul. **17**, 270 (1938); c) **17**, 889 (1938). — D'OSVALDO: a) Lett. Oftalm. **10**, 455 (1933). b) Boll. Ocul. **12**, 972 (1933). — OWENS: zit. CATTANEO 1941.

PAL: Med. Klin. **1931**, 193. — PAP, VON: Mschr. Psychiatr. **94**, 323 (1937). — PARSONS: The ocular circulation. 1903. — PATAT: Zbl. Gynäk. **1938**, 868. — PATRONI, A.: Valsalva (It.) **11**, 708 (1935). — PAULIAN, BISTRICEANU u. FORTUNESCU: Arch. Neur. (Rum.) **3**, 68 (1939). — PEREKALIN, V.: Zurn. usuych., nossovych i sorlovych bolesnej **5**, 14 (1928). Ref. Zbl. Hals- usw. Hk. **2**, 710 (1927/28); **3**, 511 (1929). — PEREYRA, G.: Boll. Ocul. **10**, 1295 (1931). — PEYRET, J.: Arch. Oftalm. B. Air. **11**, 588 (1936). — PICK, F.: Arch. exper. Path. (D.) **42**, 399 (1899). — PIERI u. FERRARI: Atti Soc. med.-chir. bellun. **1932**. — PIETRANTONI, L.: Valsalva (It.) **3**, 149 (1927). — PINES, N.: Brit. J. Ophthalm. **22**, 470 (1938). — PLICQUE, J.: Bull. Soc. Ophtalm. franç. **1924**, 12. — POHORYLES, G.: Rass. ital. Ottalm. **3**, 794 (1934). — POOL, J. L., H. S. FORBES u. G. J. NASON: Arch. Neur. (Am.) **32**, **915** (1934). — DI PRISCO, L.: Fol. med. (It.) **19**, 97 (1933). — PUNTENNY, J.: Amer. J. Ophthalm. **23**, 1113 (1940). — PUTNAM, T. J. u. E. ASK-UPMARK: Arch. Neur. (Am.) **32**, 72 (1934).

RADNOT, M.: Klin. Mbl. Augenhk. **109**, 161 (1943). — RASVAN, M.: Bull. Soc. roum. Ophtalm. **1926**, 201. Ref. Zbl. Ophthalm. **18**, 82 (1927). — RECKLINGHAUSEN, VON: Arch. exper. Path. (D.) **55** (1906). — REDSLOB: Bull. Soc. Ophtalm. franc. **1930**, 243. — REIN, H.: Abderhaldens Handb. d. biol.

Arbeitsmethoden 8, 693 (1929). — REINER, M. u. J. SCHNITZLER: Arch. exper. Path. (D.) **38**, 249 (1897). — REIS, W.: Z. Augenhk. **78**, 47 (1932). — RICHTER: Klin. Mbl. Augenhk. **76**, 835 (1926). — RIEGEL u. JOLLY: Virchows Arch. **52**, 218 (1871). — RIEGER u. FÖRSTER: Graefes Arch. **27**, 109 (1881). — RIMBAUD, VIALLEFONT, ANSELME-MARTIN u. LAFON: Rev. Neuro-ophtalm. **12**, 414 (1934). — RINTELEN, F.: a) Schweiz. med. Wschr. **1937**, 791. b) Klin. Mbl. Augenhk. **100**, 469 (1937). a) Schwz. Arch. Neur. **41**, 479 (1938.) b) Ophthalmologica (Sp.) **96**, 15 (1938). — RISER: Rev. Neur. (Fr.) **65**, 1061 (1936). — RISER u. BARBIER: Presse méd. **1939**, 649. — RISER u. COUADAU: Bull. Soc. Ophtalm. franç. **1936**, 180. — RISER, COUADAU, PLANQUES u. VALDIGNIÉ: Bull. Soc. Ophtalm. Par. **1936**, 324 — RISER, PLANQUES, BECQ, COUADAU u. DAUBAN: Bull. Soc. méd. Hôp. Par. **55**, 653 (1939). — ROBERTS, F.: J. Physiol. (Brit.) **57**, 405 (1923). — ROGERS, L.: Proc. roy. Soc., Lond. **1903**. — ROLLET: Bull. Soc. Ophtalm. franç. **1931**, 551. — ROLLET, SARGON u. COLRAT: Bull. Soc. Ophtalm. franç. **1926**. — DE ROOY, C. S.: Ndld. Tschr. Geneesk. **1938**, 5925. Ref. Zbl. Ophthalm. **43**, 164 (1939). — DE ROOY, C. S. u. C. S. SHERRINGTON: J. Physiol. (Brit.) **11**, 85 (1890). — ROSSE: Arch. Psychol. (D.) **1902**, 737. — ROSSI, G.: Arch. Ottalm. **1932**, 502. — ROSSI, V.: Arch. Ottalm. **1931**, 573. — ROSSIER, P. H., DUSSLER u. SIMMEN: Schweiz. med. Wschr. **1940**, 563. — ROTHLIN, E.: Biochem. Z. **111**, 219 u. 299 (1920). — RUBINO: Boll. R. Accad. med. Genova **21**, 95 (1906). — RUFFINI: zit. CATTANEO 1941.

SABBADINI, P.: Congr. internat. ophtalm. Caire **1937**, T. 2, 56. — DE SAINT-MARTIN u. MERIEL: Bull. Soc. Ophtalm. franç. **1932**, 329. — SALA, G.: Rass. ital. Ottalm. **2**, 749 (1933). — SALATHÉ: Travaux de laboratoire de Marey. 1876. — SALVATI: Ann. Ocul. (Fr.) **159**, 69 (1922); **163**, 363 (1926); **165**, 917 (1928). — SAMOILOW, A. u. V. KOROBOWA: Russ. oftalm. zurn. **7**, 693 (1928). Ref. Zbl. Ophthalm. **22**, 585 (1928). — DE SANCTIS, E.: Congr. internat. ophtalm. Caire **1937**. — SARRE, H.: Dtsch. Arch. klin. Med. **187**, 76 (1940). — SARRE, H. u. E. RAMB: Dtsch. Arch. klin. Med. **189**, 121 (1942). — SAVERUCHA, F. M. u. J. TEBENICHINA: Vestn. Oftalm. **13**, 489 (1938). Ref. Zbl. Ophthalm. **43**, 574 (1939). — SCAFFIDI, V.: Cardiologia (st.) **3**, 382 (1939) — SCHIECK, F.: Münch. med. Wschr. **1**, 16 (1941). Das Wesen der Stauungspapille. (Bücherei d. Augenarztes, H. 12.) Stuttgart: F. Enke 1942. — SCHIFF-WERTHEIMER, S.: Bull. Soc. Ophtalm. Par. **1935**, 615. — SCHIÖTZ, J.: Acta ophthalm. (Dän.) **5**, 293 (1927). — SCHMIDT, C. F.: Amer. J. Physiol. **84**, 202 (1928); **110**, 137 (1934); **114**, 572 (1936). — SCHMIDT, R.: Nervenarzt **11**, 615 (1938). Klin. Mbl. Augenhk. **106**, 429 (1941). — SCHMIDT, C. F. u. J. C. PIERSON: Amer. J. Physiol. **108**, 241 (1934). — SCHNEIDER, D.: Arch. klin. Chir. **1934**, 461. Zbl. Neurochir. **3**, 127 (1938). — SCHNEIDER, M. u. D.: a) Arch. exper. Path. (D.) **175**, 606 (1934); b) **176**, 393 (1934). — SCHOELER: Graefes Arch. **25**, 63 (1879). — SCHÖN: Klin. Mbl. Augenhk. **19**, 345 (1881). — SCHOUSBOE, F.: Bull. Soc. Ophtalm. Par. **1937**, 112. Monde méd. **1938**, 537. — SCHRETZENMAYR: Arch. exper. Path. (D.) **174**, 151 (1933). — SCHULTEN, M. W. VON: Graefes Arch. **30**, 1 (1884). — SCHÜRMANN, P. u. MACMAHON: Virchows Arch. **291** (1933). — SEDAN, J.: Ophthalmologica (Schwz.) **102**, 361 (1941). — SEIDEL, E.: Graefes Arch. **112**, 252 (1923). Graefes Arch. **114**, 159, 163, 388 (1924). Graefes Arch. **136**, 303 (1936). — SEIFERTH, L. B. u. R. E. MARK: Zbl. Hals- usw. Hk. **21**, 144 (1934). — SENDRAL u. J. GALLOIS: Bull. Soc. Ophtalm. Par. **1930**, 446. — SERR, H.: Graefes Arch. (D.) **116**, 629 (1926). Graefes Arch. **119**, 6 (1928); **135**, 430 (1936); **137**, 487 (1937). Klin. Mbl. Augenhk. **100**, 274 (1938). — SERRA, A.: Verh. 6. internat. Kongr. Gewerbl. Unfälle u. Berufskrkh. **1931**, 387. Ref. Zbl. Ophthalm. **28**, 728 (1932). —

SHIROSHITA, R. u. K. OMURA: Jap. J. med. Sci. **4** (1930). Ref. Pharmakol. **4**, 56 (1930). — SIEDEK, H. u. H. FANTA: Z. klin. Med. **140**, 291 (1942). — SMALTINO: Rass. Terap. e Pat. clin. **1936**, 17. — SMITH, J. H.: Arch. internat. Pharmacodynam. **49**, 217 (1938). — SMITH, PRIESTLEY: Brit. J. Ophthalm. **1**, **4**, 657 (1917); **2**, 257 (1918); **7**, 449 (1923). — SOBANSKI, J.: Klin. oczna (Pol.) **12**, 146 (1934). Ref. Zbl. Ophthalm. **31**, 540 (1934); **13**, 203, 214 (1935). Ref. Zbl. Ophthalm. **34**, 424, 538 (1935). a) Klin. Mbl. Augenhk. **96**, 351 (1936); b) **97**, 1 (1936). c) Graefes Arch. **135**, 372 (1936); d) **135**, 401 (1936). — SOMMERFELD: Ther. Mschr. **15**, 72 (1901). — SONDERMANN, R.: Graefes Arch. **141**, 598 (1940). — SPIEGEL, E. A. u. T. DEMETRIADES: Pflügers Arch. **196**, 185 (1922). — SPINELLI, F.: Riv. ot. ecc. **10**, 89, 345 (1933). Atti Congr. Soc. ital. Ottalm. **1934**, 795. — STERN, R.: Mitt. Grenzgeb. Med. u. Chir. **44**, 153 (1936). — STERN, G. u. A. STRAUSS: Handb. d. Geisteskrankheiten **9**, 266 (1932). — STEVENSON, L., B. CHRISTENSEN u. S. WORTIS: The intracranial pressure in health and disease. Baltimore: Williams Wilkins & Co., 1929. — STREIFF, E. B.: Schweiz. med. Wschr. **67**, 796 (1937). Ophthalmologica (Schwz.) **103**, 175 (1942). J. Suisse Méd. **50**, 1486 (1943). Ophthalmologica (Schwz.) **106**, 166 (1943). — STREIFF, E. B. u. M. BIANCHI: a) J. belge Neur. **1939**, 193. b) Atti Congr. Soc. ital. Ottalm. **1939**, 555. — STREIFF, E. B. u. V. BISCHLER: Ophthalmologica (Schw.) a) **105**, 229 (1943); b) **106**, 161 (1943). — STREIFF, E. B., M. MONNIER u. M. BIANCHI: C. r. Soc. physiol. suisses **1940**, 22. — STREIFF, E. B., A. MONTANDON u. M. MONNIER: Pflügers Arch. **246**, 140 (1942). — SUGANUMA, S.: a) Acta Soc. ophthalm. jap. **40**, 1206 (1936). Ref. Zbl. Ophthalm. **38**, 57 (1937). b) Klin. Mbl. Augenhk. **96**, 74 (1936). a) Acta Soc. ophthalm. jap. **41**, 470 (1937). Ref. Zbl. Ophthalm. **39**, 618 (1937). b) Arch. Ophthalm. (D.) **137**, 84 (1937). c) Acta Soc. ophthalm. jap. **41**, 535 (1937). Ref. Zbl. Ophthalm. **39**, 535 (1937). d) Klin. Mbl. Augenhk. **99**, 637 (1937). Ref. Zbl. Ophthalm. **40**, 372 (1938).

TALBOT, J. H., H. G. WOLFF u. S. COBB: Arch. Neur. (Am.) **21**, 1102 (1928). — TALPIS, L. u. M. WOLFKOWITSCH: Mschr. Ohrenhk. **62**, 1278 (1929). — TANGL, F. u. N. ZUNST: Arch. ges. Physiol. **70**, 544 (1898). — TARGOWLA, R., A. LAMACHE u. J. DUBAR: Encéphale **23**, 593 (1928); **25**, 519 (1930). — TESTA: Gi. Med. mil. **83**, 1042 (1935). — THIEL, R.: Klin. Wschr. **1936**, 1785. — THOMAS, C.: Amer. J. Physiol. **114**, 278 (1936). Bull. Soc. Ophtalm. franç. **1938**, 270. — TILLÉ, H.: Ann. Ocul. (Fr.) **170**, 60 (1933). Rev. neuro-ophtalm. (Fr.) **12**, 336 (1934). — TINEL, J. u. G. UNGAR: C. r. Soc. Biol. **112**, 1286 (1933). — TIRELLI, C.: Riv. ot. ecc. **10**, 86 (1936). — TRAINA, R. G. u. G. CASA': Boll. Ocul. **19**, 407 (1940). — TROTOT, R.: Bull. Soc. Ophtalm. Par. **1937**, 91. — TSUBOI, T.: Acta Soc. ophthalm. jap. **40**, 339 (1936). Ref. Arch. Ophtalm. et rev. gén. Ophtalm. **1**, 250 (1936). — TÜRK, S.: Graefes Arch. **48**, 513 (1899).

URECHIA: Paris méd. **1938**, 107. — UYEMURA, M.: Klin. Mbl. Augenhk. **96**, 324 (1936). — UYEMURA, M. u. S. SUGANUMA: Acta Soc. ophthalm. jap. **38**, 1835 (1934). Ref. Zbl. Ophthalm. **33**, 190 (1934). Klin. Mbl. Augenhk. **96**, 481 (1936).

VANCEA, P.: Clin. méd. (Fr.) **11**, 117 (1930). Arch. Ophthalm. (D.) **126**, 601 (1931). — VANCEA, P. u. JONESCU: Boll. Ocul. **20**, 732(1941). Klin. Mbl. Augenhk. **108**, 388 (1942). — VANCEA, P., N. ROMAN u. C. VARGANICI: Klin. Mbl. Augenhk. **108**, 387 (1942). — VANNUCCI: zit. CATTANEO 1941. — VAQUEZ, H. u. P. GLEY: La pression moyenne de l'homme. Paris: Masson 1936. — VASILIU, D. J.: Rev. Otol. (Fr.) **8**, 753 (1930). — VEIL u. STURM: Die Pathologie des Stammhirns. Jena: G. Fischer 1942. — VELHAGEN jr., K.: Dtsch. Ophthalm. Ges. Leipzig, 1932. Ref. Arch. Augenhk. **107**, 313 (1933).

— VELTER, E.: Arch. Ophtalm. (Fr.) **37**, 88 (1920). — VENCO, L.: Boll. Ocul. **11**, 246 (1932); **18**, 531 (1939). — VERFÜHRT, H.: Z. Klin. Med. **1932**, 514. — VERNES, A. u. N. T. KORESSIOS: Arch. Inst. prophyl., Par. 1 (1934). — VIALE: Arch. p. scienze med. **8**, 753 (1923). — VILENKINA, A.: Vestn. Oftalm. **14**, 69 (1939). Ref. Zbl. Ophthalm. **43**, 575 (1939). — VILLARET, M., L. J. BESANÇON, R. CACHERA u. SAID: Ann. Méd. **32**, 385 (1932). — VILLARET, M., L. J. BESANÇON u. J. GALLOIS: Bull. Soc. Ophtalm. franç. **1931**, 532. — VILLARET, M., HARVIER, BARIÉTY u. L. J. BESANÇON: Bull. Soc. méd. Hôp. Par. **50**, 1548 (1934). — VILLARET, M., SCHIFF-WERTHEIMER u. L. J. BESANÇON: C. r. Soc. Biol. **98**, 909 (1928). — VILLARET, M., SCHIFF-WERTHEIMER, L. J. BESANÇON u. R. CACHERA: C. r. Soc. Biol. **103**, 580 (1930); **105**, 1244 (1930). — VITA, A.: a) Atti Congr. Soc. ital. Ottalm. **1925**, 259. b) Ann. Ottalm. ecc. **53**, 904 (1925). — VITI, V. P.: Rass. Studi psichiatr. **23**, 413 (1934). — VOISIN, J.: Bull. Soc. Ophtalm. franç. **1940**. — VOLHARD, F.: Congr. internat. ophtalm. Caire **1937**, T. 2, 190. — VULPIAN, A.: Leçons sur le système vasomoteur, Paris 1875. T. I, 98.

WAGENER, H. P. u. N. M. KEITH: Congr. internat. ophtalm. Caire **1937**, T. 2, 9. — WAUTERS, M.: Bull. Soc. belge Ophtalm. **74**, 27 (1937). — DE WECKER, L. u. LANDOLT: Traité d'Ophtalmologie T. **4**, 270 (1889). — WEINSTEIN, P.: Ung. Ophthalm. Ges. 1. 10. 1938. Ref. Klin. Mbl. Augenhk. **103**, 119 (1939). — WEISS, H.: Münch. med. Wschr. **47**, 69 u. 118 (1900). Z. Augenhk. **25**, 1 (1911). — WEISS, CAPPS, FERRIS u. MUNRO: Arch. internat. med. (Am.) **58**, 407 (1936). — WEISS, S. W. G., LENNOX u. G. P. ROBB: a) Amer. J. Physiol. **89**, 266 (1929). b) Proc. Soc. exper. Biol. a. Med. (Am.) **26**, 706 (1929). — WEISSMANN: Wien. klin. Wschr. **1**, 494 (1935). — WENCKEBACH: zit. DURIG 1932. — WESSELY, K.: Arch. Augenhk. **40**, 97 (1908); **78**, 247 (1915); **83**, 99 (1918). — WIART: Thèse Paris **1920**. — WIECHMANN u. KOCH: Münch. med. Wschr. **1927**, 1536. — WIESCHOWSKY: Arch. exper. Path. (D.) **1902**, 48, 376. — WIESSNER: Zbl. Gynäk. **23**, 1335 (1899). — WINTERSTEIN, H.: Pflügers Arch. **235**, 377 (1935). — WINTHER, K.: Acta psychiatr. (Dän.) **5**, 403 (1930); **8**, 87 (1933). — WOLFF, H. G.: Arch. Neur. (Am.) **20**, 686, 691, 695 (1929). Physiol. Rev. (Am.) **16**, 545 (1936). — WOLFF, H. G. u. H. S. FORBES: Arch. Neur. (Am.) **201**, **73** (1928). — WOLFF, H. G. u. DE JONGH: Klin. Wschr. **41**, 344 (1925). — WORMS, G.: Ann. Ocul. (Fr.) **160**, 456 (1923). Arch. Ophtalm. (Fr.) **40**, 698 (1923). — WORMS, G. u. G. CHAMS: a) Bull. Soc. Ophtalm. Par. **1931**, 249. b) Rev. Otol. (Fr.) **9**, 595 (1931). c) Bull. Soc. Ophtalm. franç. **1931**, 525. d) Paris méd. **1931**, 190. — WOTZILKA, G.: Zbl. Hals- usw. Hk. **6**, 127 (1924). a) Jahresvers. Ges. dtsch. Hals-Nasen-Ohrenärzten. München 28. 5. 1925. Ref. Zbl. Hals- usw. Hk. **7**, 688 (1925). b) Jahresvers. Verein deutscher Ohrenärzte der Tschechoslow. Rep., Prag 3. 5. 1925. Ref. Zbl. Hals- usw. Hk. **8**, 78 (1926).

YANES: Rev. cub. Oto-Neuro-Oftalm. **5**, 5 (1936).

ZADEK: Z. Klin. Med. **2**, 509 (1881). — ZANNI, G.: Valsalva (It.) **3**, 245 (1927); **7**, 10 (1931). — ZIMMERMANN: Mschr. Psychiatr. **100**, 248 (1938).

Manzsche Buchdruckerei, Wien IX.